やさしい鍼治療

―臨床70年。「効く」への道しるべ―

首藤傳明 著

医道の日本社

はじめに

はり治療はむつかしい、思うように効いてくれない、どうしよう。一生の職業としていいのだろうか。鍼灸治療を始めた頃必ず当たる壁です。どうします、私の話を聞いてみますか。

はり治療は難しい、確かにそうです。なぜでしょう。患者さんからよく聞かれます、「先生、鍼におくすりがついているのですか」。無理もありません。針金一本で、西洋医学のてこずる症状が治るのですから。私も不思議です。しかし、70年を振り返ってみると、不思議でも何でもないのです。年季と刺鍼技術に答えがあります。倦《う》まず弛《たゆ》まずやっていれば、なんとか、その境地に達します。１００歳を超えて診療や講演に活躍された医師・日野原重明先生は日本伝統鍼灸学会の特別講演でこう述べられました。

「医学はもともと医術と言っていた。医術は科学に基づいたアートである。鍼灸治療はまさにこれです」。鍼治療はアート、芸術なのです。ならば、筆をとらないでいい絵はかけません。毎日血のにじむような訓練で一人前になるのです。これを「一万時間の法則」と言った方がいます。分かり易く言いますと真剣に一日4～5時間がんばること。ちょうど1万時間、10

年かかるのです。

のっけから、「やさしい治療」といいながら、これではひるみますか。なんの職業でもある程度の努力と知識は必要ですから、そこそこ、やりましょう。

私の過去は曲道《まがりみち》の連続でした。人生に無駄はない、確かにそうです。が、目的地に真っすぐ進み、到着したあと、また、その道を繰り返し通るという往還思想もあります。今回はそれを紹介します。

世の中で唯一絶対例外のないのは宇宙です。過去130億年続き、これからも永遠に続く。例外があれば世は終わりです。宇宙の法則という俊峰を側面から解説、また実行するもの、仏教、キリスト教、イスラム教、神道、そして鍼灸医学もまたその一つです。

目次

初級

一、鍼灸医学の特徴

ここで要点を押さえておきましょう。鍼灸医学が西洋医学と違うところは何でしょう。私が答える前に、考えてください。簡単なようで、実はむつかしいのです。

一、経脈がある
二、経脈の周囲に気が存在《あ》る
三、こころは五臓にある

正解ですか。この三つは他の医学と全く違うものです。今の科学で証明されていない事柄だから全くでたらめと考える人、最近の医学がこれに近づいていると、うすうす感じている人、半信半疑の人、様々です。エビデンスがないと強く主張する人もいます。鍼灸がこの世に現われて二千数百年、現在も人々に利用されているのはエビデンスがある証拠です。私は70年鍼灸医学にとりくんできて、鍼灸医学は最高の治療法の一つと確信するようになりました。何とかこれを広く伝えたいと思っているのです。本稿もその目的の一つです。

基本を詰めましょう。

二、経脈《けいみゃく》

古代中国の人々は獣や人間をよく解剖していました。どこに何があるという古典の記載がそのことを物語っています。解剖して目につくのが血管です。主として身体を縦に流れる管で、開いてみると赤い液体がいっぱいです。血《けつ》と名付けました。これからが中国的です。摩訶不思議なものを想像したのです。気《き》（氣）です。目に見えないが、ある働きをするのです。血《けつ》は自分では動かない。経脈の周囲にある気が血を動かす、引っぱっていくのです。目に見えない、機械でわからないものを、あなたは信用しますか。気は他の医学と全く違うものです。純粋に科学的な考えの持ち主はここで古典鍼灸から離れます。私は信用します。最初は分からなかったのですが、進んでいきました。臨床が深まるにつれて、これだろう、これだと感じるようになりました。

気を感じるのは

一、鍼を刺入して操作をしていると何かを指先に感じます。古典では『氣《き》至《いた》る』と言う言葉を使います。その感覚は、魚釣りで、魚が釣針にかかった時、手元にグッと感じます。これとそっくりな感じです。魚釣りの経験のないあなたは、釣り堀で一度試してください。

二、病人の顔色を一目見ただけで、この人何かおかしいと感じることがあります。病院の検査で何かみつかります。ひどくなると、鬼気迫る、ぞっとします。長くありません。これも気です。

三、刺鍼すべきツボを探していると、ふとある点に止まります。このツボに鍼をするとよく効きます。少しへこんでいたり、盛り上がっていたり。**気至るツボ**といいます。

四、講演する場合、会場で一目みて、聴衆の内容がなんとなく分かります。それに従って講演の内容を決めます。講演で真剣になると私の気が発散されます。私の気を受けた聴衆は反応を示します。いい反応だと**気の交流**が出来ます。悪い反応だとこちらが疲れます。

五、虚血性大腸炎で腹痛、出血の患者さん。右太白に刺鍼します。「わーっ、腰に響く」と。1回の治療で回復、退院しました。

他の例。食欲なし、意欲無し、倦怠感の患者さん、太白刺鍼中「あーっ、胃の内容がさがる、疲れがどんどんとれる」と。夜、６㎞の道程を歩いて帰った70代女性。気至るの最たるものです。

経脈の流れ

経脈の基本をもう少し続けましょう。経脈は剣状突起と臍の中央にある中脘というツボ（深部は胃）からどこへ向かっているのか見ましょう。まず、上方へ上って肺臓に入ります。気管、気管支、咽も。肺臓から上肢内側を通り、拇指内側の少商に留まります。ここで、一服。

さきほどの中脘から下方に下って大腸に達します。これが肺経の通路（ルート）ですが、次に大腸経に繋がります。各経脈には絡穴というツボがあります。肺経では列缺です。列缺から大腸経の商陽に向かいます。この列缺から商陽のルートを絡脈と名付けました。経脈と絡脈をいっしょにして経絡と言っています。鍼灸師の先生は経脈よりも経絡と呼んでいるほうが多いようです。

その次は

どこへ行くのでしょう。大腸経から胃経→脾経→心経→小腸経→膀胱経

↓腎経↓心包経↓三焦経↓胆経↓肝経↓**肺経**

肝経で体を一巡り、ふたたび肺経にもどって大腸経にすすむ。これの繰り返しです。1日に50回巡ります。留まることはありません。

面倒でもこの順序は覚えてください。暗記法。肺大胃脾・心小膀腎・心包三胆肝

経脈の流れ、肺経などは記憶が簡単ですが、長いものや側頭部のように込み入ったものがあるので大変です。全体を掴んだうえ、四関という手足の関節にあるツボは治療にとって大切ですから、早速、必ずマスターしてください。他のツボはぼちぼちで結構です。

経穴　ツボ

二千数百年前に経脈が出来た（発見された）ときツボはありませんでした。経脈のどこかの点を使って治療するうちに、良く効くポイントをみつけるようになったのです。経脈が1年の12カ月にちなんで12本。ツボは1年365日にちなんで365個としますが、後世の人が付け加えたものを足しますと多くなります。前述のように5行穴（5要穴）は覚えましょう。

初心のころ肺経から全部ツボの名前と配列を覚えようとしたことがあります。この記憶用には滑白仁「十四経発揮」の中に歌にして覚えるように工夫したものがあります。肺経ですと

『手の太陰肺十一穴、中府雲門天府列《ちゅうふうんもんてんふれつ》ス。侠白尺沢孔最存《きょうはくしゃくたくこうさいそん》ス。列缺経渠《れっけつけいきょ》太淵渉《たいえんわた》ル。魚際少商韮葉《ぎょさいしょうしょうきゅうよう》ノゴトシ』。このへんはよく覚えています。他の経脈もぼちぼち覚えてください。

気血の生成

さきほどは気血について学びました。では、どのようにしてできあがるか知っておくのも大切です。人は食べなければ多分1～2カ月で死にます。食べると生きるのです。そうです、食物が基本になるのです。

物を食べます。口から食道を通って胃の入り口から胃に進みます。胃で消化（消穀）が始まりますが、これは脾臓からの命令です。だから、脾胃《ひい》と常にくっついて呼ばれます。少し消化が進みます。この時に出来る気を宗気《そうき》と呼び、上方肺に入ります。次に進んで出来る気が営気《えいき》です。経脈の中に入ります。入ると赤くなります。営気は全身を栄養します。消化がすすんだときに出る気が衛気《えき》です。「えいき」とも読めますから、間違わないように「えき」と呼んでいます。営衛《えいえ》です。さらに下って蘭門《らんもん》という点、ツボでは水分のところで水分と残渣《かす》に別れます。水分は膀胱に、残渣は大腸に行きます。古典では膀胱には下口はあるが、上口はないとあります。泌《ひ》す、とありますから、漉し出す考えでしょう。結論、気血は脾胃の働きから生じる。脾は四臓の主といわれるほど大事なことが分かります。

三、五臓　古典鍼灸の内臓

ここでは古典の内臓について学びましょう。五臓六腑と呼び習わしていますが六臓六腑です。西洋医学と似たところもありますが、かなり違う点がありますので気をつけましょう。肝心脾肺腎心包が六臓です。裏表セットになっている胆小腸胃大腸膀胱三焦が六腑です。

東洋医学に於ける五臓の働き

(一) 肝臓《かんぞう》

①血《けつ》を臓す

②将軍の官、謀慮《ぼうりょ》出ず

③魂《こん》を臓す

②も③も精神的な（こころの）働きを意味します。

(二) 心臓《しんぞう》

①神《しん》を臓す（こころの働き）

②思想行動の全てを主る

心の働きに血の循環を挙げるのは誤りです。西洋医学の働きと交錯したのです。

㈢脾臓《ひぞう》

①消穀《しょうこく》（消化作用）

②気血の生成

③水分代謝

④意《い》・智《ち》を臓す（こころの働き）

気血は脾臓から出来る、大事なことです。

四 肺臓《はいぞう》

①呼吸作用（肺は気を司る）
②通調水道（水はけをよくする）
③魄《はく》を臓す（こころの働き）

五 腎臓《じんぞう》

①水分代謝（水は腎なり）

②命門《めいもん》の陽気（性ホルモンの働き）
③精《せい》・志《し》を臓す（こころの働き）
命門の陽気とはなんでしょう。腎臓には大きく分けて二つの働きがあります。陰の働きが水分代謝であり、陽の働きが命門の陽気です。古典では睾に繋がる、子戸なり、とありますから、生殖機能、性ホルモン、まとめて、副腎の働きと解します。

五神とは

こころの働きは内臓：五臓にある。心臓が全てを主る。東洋医学におけるこころの解釈です。

内臓にある氣を五神といいます。魂神意智魄精志です。何を意味するのでしょうか。

まず**心の神**から。五臓を支配しているのは心です。心の命令、調整で他の四臓が動くのです。心は絶対ですから、攻撃されることも、傷つくこともありません。そうなれば死です。神とは思想行動のすべてを指します。

魂とは指導、導く働きを指します。

脾の**意・智**とは物事をまとめる力を指します。

肺の魄とは、やる気です。

腎の精・志とは、ねばり強さを指します。

肝脾肺腎：魂神意智魄精志の四臓は心神の支配で動いています。だからこころは心臓にある、と言い替えることが出来ます。

心包の働き

心包とは心臓を包む袋の意味です。心は五臓の主ですから、他の四臓とは独立、連絡には心包が当る、即ち心臓の**代行**機関です。外務省です。外敵（邪）が来ても心包でブロック、心臓には及ばないのです。臨床では心臓そのものよりも、胃消化、心臓神経、自律神経の働きと理解しましょう。

四、鍼灸治療の診断

四診

さて、基本を押さえましたので、診察に移ります。鍼灸では四つの方面から臓腑経絡の虚実をみます。四つを総合して、最終結論とします。

(一) 望診《ぼうしん》

患者さんを眺めます。身体全体を診ます。動きはどうか、生気（生きる力）はあるか。これは少し離れないと分かり難い。まさに望んで診るのです。だから、待合室から治療室に入る時から見るのが望ましい。慣れると、一目見て、あれ、おかしいなと感じます。これは高等技術ですから、後回しで結構です。次に、患者に近づいて診ます。顔色はどうか。生気があればよし。顔の色が赤いのは心臓の病を疑います。青色は肝臓、黄色は脾臓、白は肺臓、黒は腎臓の病を疑います。黒いといっても真っ黒を意味しません。薄墨を流したような、艶のない黒色です。すべて、つやがあるかどうかです。

望診のコツ　一見大丈夫か、顔色に艶があるか。

㈡ 聞診《ぶんしん》

見どころは二つあります。患者さんの話声を聞いて変動経絡を想像する。低音でうめくような声の時は腎経か、など。記憶しておくと助かります。歌うようような→脾。てきぱきした、命令調→肝。しゃべり過ぎ→心。愚痴っぽい→肺。

もう一つ大事なこと。声が澄んでいるか、神があるか、です。ないときは、かすれ声になります。力を入れても思うように出ないときは危ない。どこかに異状が疑われます。病院で診てもらうようすすめます。

聞診のもう一つは患者の匂を嗅ぐことです。これも胃気があれば香ばしい、いい匂です。いやな匂は病的とみます。

聞診のコツ　声のかすれはないか。いい匂いか。

㈢問診《もんしん》

患者さんに質問して変動経絡を探るのです。甘いものが特にほしいときは脾経の変動というぐあいに、食べ物の好みによって判断しようとするのです。五味《ごみ》といい、かなり有効です。覚えましょう。酸（すっぱいもの）の好みは肝、苦（にがみ）は心、辛（からい）は肺、塩辛いは腎。反対に嫌いな味もおかしい。五味満遍なく食べられるのが正常です。

『**五液**』というのがあります。液体です。涙の異状は肝、汗の異状は心、よだれは脾、鼻水は肺、唾（つばき）は腎です。

もう少し立ち入りましょう。この辺は問診というより、術者の想像です。

『**五労**《ごろう》』同じ仕事を続けると肝を傷める。長く目を使うと心または肝を傷める。長く座っていると脾を傷める。寝る（横たわる）のが長いと肺を傷める。立ち仕事が長いと腎を傷める。

『**五志**《ごし》』怒り過ぎれば肝を傷める。喜び過ぎれば心を傷める。思い過ぎれば脾を傷める。愁い、悲しみ過ぎれば肺を傷める。恐れ、驚きが過ぎれば腎を傷める。内因を分り易く表現したもの、臨床で、よく遭遇します。

『五悪《ごあく》』外気をにくむ、嫌うことです。風がいやだと肝の異状、熱が嫌だと心、湿気が嫌だと脾、寒がりは肺、乾燥が嫌だと腎の異状です。ややこしいが、臨床に役立ちます。

もともと、鍼灸医学での問診とは霊枢経脈篇にある是動所生病の症状があるか聞くことなのです。この篇は長いが有用なので覚えましょう。私なりにまとめたものは、以下です。

ポイント①経脈の通りの痛み、しびれ、運動麻痺。②臓腑の症状　肺では喘咳痰など

●肺臓および肺経の症状

喘、咳、痰、のどの痛み、胸の痛み、手の痺れ、肩こり、背中のこり痛み、やる気がない、抑うつ、小便の出がよくない。

●大腸および大腸経

経絡にそっての痛み、上肢肩関節の痛み、肩こり、顔面・鼻の病。歯の痛み。大腸の異状。

●胃および胃経

胃、腸の症状、膝関節、下肢の痛みや不調、口唇、鼻の病。顔面麻痺。

●脾臓および脾経

食欲不振、胃がもたれる、痞《つか》える、逆流性胃炎、口内炎、不眠、心症状、不正出血。

●心臓および心経

胸の中央、左よりの痛み、左背部痛。

●小腸および小腸経

小便が気持ちよく出ない。下腹痛。頚痛。

●膀胱および膀胱経

膀胱経にそっての痛み：下肢後側、腰特に外側、背部、後頭、目の奥、頭頂、頭の奥。

●腎臓および腎経

根気なく疲れやすい。足腰が冷える。反対に火照る。腰の奥が重い、痛い。性欲がない。耳鳴り、難聴。

●心包および心包経

胸痛、動悸、不整脈、胃が痞える。しゃっくり、手掌が熱っぽい。

●三焦および三焦経

耳鳴り、難聴、耳の痛み、元気がない。

●胆および胆経

身体の側面の痛み、側頭痛、片頭痛、耳の症状。

●肝臓および肝経

膝、腰痛、疝痛など泌尿器疾患、目、頭痛、イラつき。不眠。皮膚のかゆみ。

納得出来ましたか。覚えましたか。暗記するよりも患者さんの脈を診て、症状を聞いて一つひとつ納得するのがよいでしょう。

㈣ 切診《せっしん》

切診とは皮膚に触って診察する方法です、腹診、脈診、背診、経脈診がありますo だいじなのは脈診。次に腹診です。

脈診から入りましょう。私の治療法は経絡治療です。経絡治療の一番重要なことは、脈診で証を決める、超旋刺で本治法、です。脈診が最も大事です。

●脈診

脈診で大事なのは証を決める（主証決定）ことです。つぎは脈状を知ることですが、飛ばしましょう。

証を決めるとは五臓六腑のうち、どの臓腑経絡が病んでいるのか（虚実）を見つけ出すことです。陰陽のうち陰に焦点を当てましょう。肝臓肝経が弱っている（虚している）のを肝虚証と名付けます。主証は他に、肺虚証、脾虚証、腎虚証と計4種あります。すべての病、症状をどれかに当てはめる、多くの病を四つに分ける。全く無茶ですが、実用的です。

脈診の方法

脈をどういう具合に取れば分かりやすいか。いろいろありますが、普段私がやっている方法を述べます。

術者の位置は患者の左側、なるべく密着します。位置は右でも、やりやすい側でよい。

脈診の部位

脈を診るのは橈骨動脈の腕関節部です。橈骨の高くなった骨の隆起があります。この隆起を中心に診ます。隆起の前の動脈の部を関上《かんじょう》、略して関と呼びます。関上と腕関節横紋との間を寸口《すんこう》、略して寸、関上の隣（上側）が尺中《しゃくちゅう》（略して尺）です。寸関尺が揃いました。左右があります。

左の寸は脈の深い処で心、浅い処で小腸の診所です。右の寸では深くて肺、浅くて大腸です。

左の関は深い処で肝、浅い処で胆です。右の関では深くて脾、浅くて胃です。

左の尺は深い処で腎、浅い処で膀胱です。右の尺は深い処で心包、浅い処で三焦です。

脈診の部位ではもう一つ診る処があります。**中脈**《ちゅうみゃく》といいます。脈の深浅の中央部分で身体全体の状態を診ます。最も強く、はっきり感じる部位です。診方は後述します。

この場合、肝とは肝臓、肝経を意味します。

手首の動脈で全身を診る、五臓六腑の状態を探る、奇想天外に思えます。鍼灸医学が始まったところは、全身の動脈で診ていたのですが、後に今の形になったのです。確かに便利ですが、本当なの、実用性があるの？　私の結論、真実です。

脈の押さえ方

さて、押さえる脈処は分かりました。次は、どう押さえるかです。患者さんの左手から始めます。術者の右示指腹を左寸口に脈と直角に当てます。

臨床では斜めになりやすいので、意識します。術者の右中指腹を関上に、環指を尺中に当てます。殆どの場合、3指はくっついています。同じように患者さんの右手に術者の左指を当てます。ベッドに仰臥位の両腕を診ると指を直角にするのは大変です。特に、術者の左肘関節を拡げるようにして診ると直角になりやすい。

6本の指が揃いました。指に力を入れて深浅の操作をするのですが、この時、術者の手関節掌側下部を、患者の陽池部位に当て、この部をテコの始点として手関節を動かして指頭の感覚を診ます。まず、力を入れて押さえていくと、最も強く感じる脈があります。この部分を中脈といいます。

血の最もよく流れる処です。中脈から力を入れて押さえていくと脈が消えそうになります。消える直前の脈が陰の脈で、例えば肝虚証ではこれが肝の脈となります。ここから力を抜いて中脈にもどります、さらに力を抜いていくと消える寸前、これが陽の脈、胆の脈です。

脈診で分かりやすい、私が常用する方法です。指先に力を入れるよりも、手関節の力を入れたり抜いたりすると分かりやすい。これがコツです。練習してください。自分の脈で、家族の脈で。文章だけの説明はややこしいですが、動画や写真をみると、すぐに納得出来ます。『経絡治療のすすめ』やＤＶＤは参考になります。

以上述べた以外にも脈診の方法があります。中級編で紹介しますが、まず、私なりの方法を試してみてください。うまくいかない時、納得いかない時に参考にしてください。

●腹診

腹診は脈診ほどではありませんが、証を決める際の参考になったり、病巣を探ったりする助けになります。脈証と腹証は必ず一致するという考えもありますが、私は参考にする程度です。

先ず上方から腹全体を診ます。ぺこんと窪んだり、皺がよって、くしゃくしゃになっているのは虚証です。ピンと張っている腹、胸の高さより高く張っているのは実証です。一見、平らかで、軽く押さえて弾力があり、硬くないものは正常な腹です。胃気があるといいます。

軽く2～5指腹で押さえます。右季肋部から心窩部へ、そして左季肋部へと手を動かします。その後、中脘から左右梁門へ、さらに臍、左右大巨、気海、中極、そして最後に回盲部へと手を移動します。全体をまんべんなく調べますが、この順序は厳密ではなく、変更しても構いません。次にやや力を入れて診ます。何を診る？　動悸、硬結、虚実の状態などです。

臍を中心に診る法もあります。難経（古典）に書いてあるもので、広く利用されています。便利で証を決める唯一の条件と言う方もいますが、私は参考程度です。後述募穴を参考にしてください。

五、診察の要点

治療篇

いよいよ治療に取り掛かります。

①望診で精気があるか。
②かすれ声はないか。

③脈診でおかしな処はないか。
④高熱の時はどうする。
⑤心音、呼吸音、血圧。
⑥四肢の麻痺、言語障害は？

以上をクリアして、まず頭部にまわり、眼球のかたさ、顎関節、耳めまい点の堅さ、顋会の堅さを診ます。必要に応じて省略してもよい。腹診、脈診となります。脈診では六部の強弱を比較します。脈状は難しいので速いか遅いかだけ、気をつけます。脈の遅速に慣れておきます。「あっ、速いな」と感じるときは数です。治療で置鍼は避けます。普通の脈と感じるときは気にしなくてよい。他は後々、慣れてから身に付けましょう。

さて、脈診です（六部定位《ろくぶじょうい》）、さきほどの要領で診ます。なんとか、決めます。私の場合、肝虚証が一番多い。脾虚証、肺虚証は少ない。

本治法

㈠ 肝虚証

肝虚証から練習しましょう。肝虚証はどこが弱いのですか、そう、肝経と腎経です。実（強）の経絡は？　無視しましょう、虚だけを追うのです。法則では「虚すればその母を補う」といいますが、最初は機械的に覚えましょう。〝井穴〟、〝滎穴〟、〝兪穴〟、〝経穴〟、〝合穴〟といった五行穴の合穴を選びます。肝経では曲泉、腎経では陰谷です。肝虚証では両側の両穴を使いますが、左右どちらかの、曲泉一穴で用が足ります。

曲泉の取穴にかかります。左を取る場合、術者は患者の左側に居ます。術者の右2、3、4指腹で軽く上方へ皮膚をさすります。何回もさするうちに一番窪んだところがあるはずです。なれると、そこに、中指が止まります。ここが正しい鍼すべき曲泉です。さする場合、必ず下から上へ、一方通行がよい。上下にさするのは分かり難い。中指が止まった点に軽く前揉捻、何回も念を入れる。と、ツボも患者さんも治療を受ける態勢、心構えが出来ます。刺鍼の痛みを無くす、軽くすることが出来ます。これまでが前技（前揉捻）、これからが刺入です。使用鍼は1寸01番（02番でも可）管鍼法です。十分前揉捻の出来た曲泉に鍼管を軽く当てます。なるべく、そっと、がよい。普通の管鍼法では鍼柄の尖端を軽く叩打しますと2～3㎜刺入されます。私の場合叩打なしです。鍼管が曲泉に着いた（着地）ら、そっと、鍼管を取ります。鍼尖は曲泉にさわっています。ここから右の拇指・示指で鍼柄をすばやく、小さく回旋します。示指を固定して拇指で回旋するのです。普通1分間で80回くらいですが、慣れると200回は超えます。皮膚表面で回旋しているうちに、自然と刺入されていることがあります。

無理に刺入しなければ、それも身体の欲求ですからＯＫです。しばらく回旋していると指が重たくなってきます。気至るです。気至れば抜鍼、気が洩れないように、丁寧に補います。後を軽くさするのは後揉捻、完璧です。この一連の操作を超旋刺と名付けます。今までにない鍼法です。特徴、ここに効く、痛みに効く、身体が弱って普通の鍼刺激に耐えられない虚証患者に適応する。刺鍼の響きを嫌う患者さんに喜ばれる。子供、高齢者、重症患者。最後に術者の肉体的疲れがない。ただし、精神的疲労は幾分ありえます。どのくらい回旋するか、氣至るまでですが、初心者には無理な話、そこで、時間を決めます。20秒くらいがよいでしょう。他のツボは5

秒程度ですが、勝負穴ですから、1本だけ長くします。慣れると、ここで脈を診ます、検脈です。虚実が平均されて、ふっくらと、弾力がある脈状になればOKですが、今は無理です。慣れるため、真似事はしましょう。

㈡ 腎虚証

腎虚証では復溜穴を使用します。足関節内側上方、三陰交のやや斜め下方です。大概窪んでいますので、軽くさすると分かります。くぼみがなく、皮膚がふっくらとしているときは他のツボ、例えば、陰谷を使ったほうがよいでしょう。

㈢ 肺虚証

太淵です。腕関節横紋上の脈動に当たります。変動は見られないので容易です。

㈣ 脾虚証

太白です。第一中足趾骨関節に向けて、上方から、骨に沿ってすり下げ、角の、指の止まったところ。くぼみは少ないので苦労しますが、中指頭を立てるようにさすって決めます。刺鍼も最も敏感な場所、注意深くしましょう。超旋刺ですと痛みなく施術出来ますが、刺入では、かなり敏感に痛みを感じます。自身の太白で練習しましょう。

四つの脈証に対する基本の施術が終わりました。本来はこの一本で万事OKのはずです。特に内臓疾患や気分障害では効果が分かります。腰痛、肩こりや関節疾患即ち整形疾患では、そう簡単にはいかないことが多い。前者は氣の病、後者は血の病と考えると理解出来ます。

一本が終わりました。あと、どうしますか。名人なら、これで終わり、となりますが、そうもいきません。いろいろと手《て》段を使います。

肝虚証を例にしますと、曲泉、陰谷両側刺鍼します。次、腹部の治療に行きます。腹診の項でおよその腹部の状態はわかっています。肝の募穴は期門ですが、反応が少ない。不容に反応がよく出ますので、肝の治療穴は不容とします。または甲乙経にいう、乳下肋間の反応ある点でもよい。

腹部の治療の外にもう1つ、兪穴、背部の治療があります。肝虚証では肝兪、胆兪特に右側をよく診ます。くぼみや硬結がなければ省略して結構です。

脾虚証の場合、募穴は章門ですが私の場合梁門を取ります。ほとんど左側です。中脘、巨闕。兪穴は脾兪、胃兪。膈兪も頭に入れましょう。

肺虚証では募穴は中府、兪穴は肺兪、大腸兪です。

腎虚証では募穴は京門ですが私は志室。気海も視野に。兪穴は腎兪、膀胱兪。

以上で本治法の治療は終わりです。内臓疾患やこころの病ではこれでOKですが、少し付け加えることもあります。抑うつ状態やうつ病では顖会、霊台、神道、失眠などです。

次に整形外科疾患の治療について考えます。腰痛など、多くの場合本治法だけでは治らないことが多い。血の病、言い換えると器質的疾患だからです。急性の捻挫等以外は長引きます。また、硬結が多いのでこれを探し出す、見つけねばなりません。虚した点を見つけるのと違って、少し苦労します。努力、継続が必要です。折角です、一汗かきましょう。

硬結を見つけるのは難しい。見つける方法は訓練です。私がおすすめするのは按摩・拇指揉捏です。按摩マッサージ指圧を業とする方は簡単ですが、その訓練が出来ていない方は大変です。正しいやり方を教わって、練習です。家族をモデルに毎日練習していれば、短時間で出来るようになります。義務と臨床探査の違いです。漫然とでなく、硬結を探す氣での訓練です。これも、生まれつきの上手下手があるものですが、下手でも訓練を重ねるうちに、上手を越えるようになります。下手を自覚する人の方が将来上手になるものです。

局所の治療は硬結を4〜5カ所探して治療ですが、少し刺入してもよい。

硬結が分かり難いときは、患者に聞いて決める。1回の治療で3カ所くらいがよい。すべてのツボで聞くものではありません。工夫と要領です。

局所治療

局所治療、例えば腰痛の治療、刺鍼法はどのようにしていますか。思い出してください。私の場合次のような順序と方法になります。

㈠ 問診

①いつから痛みを感じるようになりましたか。

②急に感じるようになったのですか。なんとなく、自然にですか。

③どういう時に痛みを感じますか。足腰を動かすとき。歩くとき。じっとしているときですか？

④腰の場合下肢の痺れ、頚肩の場合上肢の痺れを感じますか。

⑤特に夜間の自発痛はないですか。

⑥痛みを感じるようになった原因、思い当たることがありますか。急に重い物をもった。疲れていた。ストレスが多かった。コロナのワクチン接種を5回受けたりしましたか？

⑦以前こういう症状を経験しましたか、初めてですか。

問診を通して西洋医学整形外科的な想像をたくましくします。

㈡ 動作

①痛む姿勢、動作を再現してもらいます。曲げる時、伸ばす時。右か左か、中央か、全体か。

②その場所がわかれば、指示、また触ってもらいます。

㈢ 触診

①患者さんの指示に従って触診します。皮膚表面が熱いか（炎症）冷たい

か（冷え）。

②術者の得意な指で硬結や陥下のツボを探します。私の場合、右の中指によることが多い。場所により硬さにより拇指の出番もあります。

腰痛の場合、大腸兪や志室の、ここが傷んだツボだとわかりますか。さっとわかる方は中級クラスです。自信を持ってください、拇指揉捏を会得されているのです。よく判らない場合、2〜3カ所取穴します。印をつけて真上から押してみます。押さえてどれが痛いか患者さんに聞きます。A点だと返答があれば、その時指頭に感じた状態を記憶します。この動作回数を重ねると、患者さんに聞かなくとも分かるようになります。患者さんが事実とは異なる申告をしても見抜くようになります。この動作、生涯を賭けてのものです。私の現在は私が驚くほどの鋭敏さで発見出来ます。それは磨きをかけるというよりも、この難症を何とか治したいという気持ちの結果なのです。死ぬまでの修行と思えば何ともありませんが、思わず深入りしましたね。途方もない時間と工夫と根気が必要ですが、今は、なんとなく頭に入れておいてください。

刺鍼

あなたが実際に刺鍼する時のことを思い出してください。腰痛でしたら、上述の動作で取穴、その点に刺鍼しますか。患者さんの訴える場所を何本か刺鍼しますか。初心の頃は後者が多い。それでも治ることがあります。鍼そのものの作用（威力）です。

本治法の刺鍼は超旋刺を紹介しましたが、それ以外の刺鍼についてのべます。まず、実（硬結）への刺鍼です。硬結の中央に鍼管を当てます。当てる強さも強弱があります。あまり弱いと切皮が痛くなります。強すぎると皮膚筋肉が収縮して、気持ちいい刺入が出来ません。自分の身体で強弱を会得してください。切皮、鍼頭叩打は軽くがよい。軽すぎると痛いことがある。切皮に少しでも痛みを感じると筋肉の軽い収縮があって治療を受ける側は不快です。切皮が出来たなら、そろり鍼をすすめましょう。硬結に刺鍼する場合、最も硬い深さのポイント（那一点）に鍼尖が命中することが必要です。速く刺入すると硬さに気づかず、ポイントを突き進むことになります。串刺しはいけません。串の尖端が硬結の中央、真ん中でピタリ留まっているのがよい。この感覚は、すっとわかるものではありません。そろり進入させながら微回旋をかけます。雀啄回旋とよびます。その動作の中で、引っかかる点はどこか、指先と脳との感覚で探るわけです。すっと分かる場合、ひっかかってこない時、汗をかきます、冷や汗とも言えます。鍼先がぐっと締まってきた、餡玉操作の感、氣至ると表現します。氣至リテ効アリ、効ノ信ハ、風ノ雲ヲ吹クガゴトシ、明呼トシテ。気が至ったのはどうして判る？　月にかかっていた雲が移動して、煌々と照らすように、効果ははっきりするのだ、と名文で述べています。当たった、さて、どうする。さっと抜鍼はまこと惜しい、いつもそう感じます。雀啄はいけませんので微かに回旋します。たとえば、ギックリ腰の場合、患者さんは、そこ、そこと思う、痒いところを掻くような気持です。術者は唾液が出るような感じがします。抜鍼はさっと。患者さんに動いてもらいます。痛みを感じなければ、その場の刺鍼は終わり。痛みが変わらない、軽くなったが残っている場合は、もう一度上記動作を繰り返します。2本まではよいとして、3本以上はしないほうがよい。かえって痛みが増すことがあります。

実・硬結の場合と虚・陥下のツボへの刺鍼は少し違います。硬結が内部にない、むしろ柔らかい場所があるといっていい。ですからその部分まで到達する感覚は難しい。何かすこしでも、ひっかかりがあれば、その点を根気よく回旋します。少し鍼尖が重くなればそれでよし、とします。

使用鍼の問題

あなたはどんな鍼を使っていますか。一番使いやすい、治療しやすいものであれば、なんでもよいのですが、私の経験を述べます。私の最初は師匠の使っていたものを買っていました。鉄鍼、寸三０番です。鉄ですから錆びやすい。毎日、ペーパと鹿皮、砥石で手入れです。細い鍼を真っすぐにのばすのは難しい、訓練がいります。そのうちステンレスに変わり、やがて使い捨て、手入れの必要はなくなりました。寸三01番から1寸02番、01番を使うようになって、片手挿管がやりやすくなり、治療時間も短くなりました。現在、特に筋肉豊富なツボには医道の日本社製寸3・0番ステンレス製を使います。ぴたりと当たると彼我共に快感、治療効果もよい、重宝していますが、製作会社の都合で中止、手に入りません。少ない在庫を大事に使っています。細い長い鍼も上手に使えるように、これは一生の課題です。

この項目、中級ですが、基本の基本ですから、我慢して独習してください。

中級

一、病因

病気の原因を考えます。現在では細菌、ウイルス、ストレスなど機器を使って調べますが、機器のなかった古代ではどうしたのでしょう。まず宇宙の天候悪化による原因を考えました。風寒署湿燥火、外因と呼びます。

日本のように四季のある国はおだやかですが、中国では荒れるとひどいものになる。寒も零下40度などというと凍死の恐れがあります。これを避けるには温かい処に移る、暖かい衣類、食事が治療になります。他の項目も類推して分かるとおもいます。一つ注意すべきは風、古代では目に見えない働きを風と呼びました、細菌、ウイルス、人の怨念すべてこれに入ります、便利ではありますが、まぎらわしい。

実用的で大事なのは内因です。身体内部に病の原因を探そうとする。現在のストレス学説の走りですが、すごいのは、悲しんだために出現した症状には肺経、太淵を使うという細かな指示まで出している。二千年前です。

しかもストレス学説よりはるかに実用的、うなりますね。

具体的に診てみましょう。喜び過ぎれば心を傷める、神を傷つけるため頭がおかしくなってきます。本来喜びは身体にいい影響のはずですが、度を過ごすと悪影響、1億円宝くじ当選で、おかしくなったという実話があります。その時の治療は心包経、大陵です。

怒り過ぎれば肝を傷める。つまり、いらいらです。治療は、肝経、曲泉を用います。

思い過ぎれば脾を傷める。抑うつです。脾経、太白です。愁い過ぎれば肺を傷める。憂鬱です。肺経、太淵です。恐が過ぎれば腎を傷める。びくびくです。腎経、復溜がよい。具体的、しかも効果著しい。

二、その他の刺鍼法

基本的な刺鍼法は述べましたが、簡単で有効な方法を紹介します。

(一) 秘鍼法《ひしんぽう》

①鍼を鍼管に入れ皮膚に当てます。
②左母指と次指で鍼管下部をつまみ、ツボに当てます。ここまでは、普通

の管鍼法の操作と同じです。

③鍼管から出ている鍼柄の先端を右母示指でつまみます。このとき、鍼管の先端をも一緒につまみます。強くつまむのが重要です。ゆるいと鍼尖が皮膚に刺入する恐れがあります。

④鍼管と鍼柄端をつまんだまま、軽く押さえます。押さえを何回か繰り返します。5回くらい。念を入れるときは10回。リズミカルに。1秒に2〜3回の速さ。押さえ方は工夫されたい。簡単だからつい強く押さえやすい。虚証では軽く。鍼は私の場合1寸、操作にちょうどいい。太さは01番、これも好みです。長さも寸3では扱いにくい感じがします。

本当に効くのでしょうか。私で実証済みです。私は毎日、私の身体に刺鍼します。いろんな刺方をやります。上肢の刺鍼の場合、片手しか使えません。どうするか、秘鍼法を使います。片手で操作します。母示指で操作しながら、抜鍼のあとは中指端で押さえます。これで、効くのだろうか。上肢への刺鍼では、はっきり分かりませんが、腹部への場合ははっきりと分かります。私の身体への刺鍼では本治法の鍼、あと、頭から下肢まで刺鍼、上肢。最後に、背臥位で腹部刺鍼です。右上不容、膻中、左上不容、以上は肋間の圧痛へ。右不容、巨闕、左不容、中脘、左梁門、石門と続くわけですが、秘鍼法をやります。単に押さえるだけで、刺入と同じ効果が得られます。1カ所でじっとしていても内臓の動きがわかります。効いた、効いた、すっきりです。と、私は感じるのです。

臨床に応用では、例えば肝虚証の場合、左曲泉に秘鍼法、ゆっくり20秒ほど。検脈で脈が整っていることが分かります。虚証または抑うつ状態の場合、超旋刺でもやり過ぎと感じれば、この方法を試してみます。いい結果がでます。術者が疲労困憊でも行わなければならない、というとき応用すれば、疲れを倍加させず、いい結果が出ます。

また、散鍼にも応用出来ます。刺鍼側の3、4、5指頭を皮膚に当てながら散鍼します。あまり簡単なだけに、他の鍼法の修練がおろそかになることを危惧します。色々な刺方が出来る。秘鍼法も一つの持ち駒になるのが理想です。

(二)「名人は左手を使う」刺方

古典にある言葉の応用です。秘鍼法のとき、左の母示指でつまんでいる鍼尖を、動く範囲内で左右上下に移動させます。鍼尖は刺入しないので、その付近の皮膚、皮下組織を動かしているわけです。動きの範囲は個人差がありますので、自由に調節出来ます。右手は使ってもよし、使わなくてもよし、面白い、有効な刺方です。工夫してみてください。

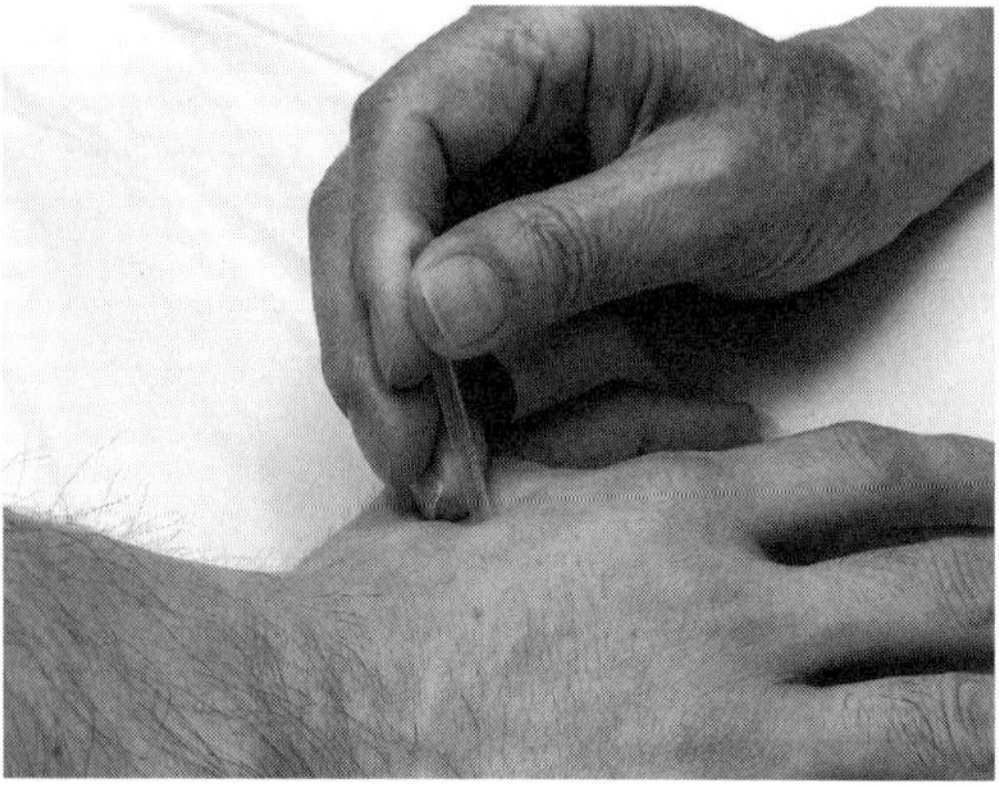

秘鍼法　片手操作

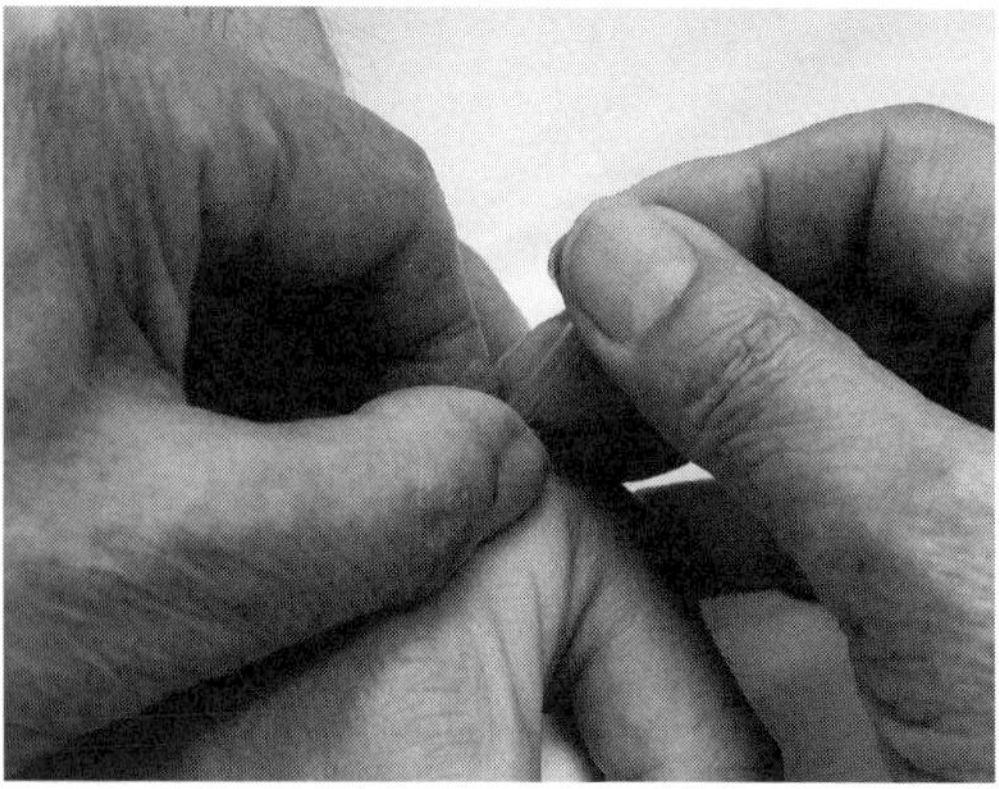

秘鍼法　両手操作

三、症例集

これで診察と治療の方法を学んできました。あとは皆さんの実際です。家族、友人、同級生、先輩をモデルに治療させてもらいます。感想を聞きます。先輩では欠点を指摘してくれますが、他は議論です。

私が毎日治療しているなかで、ありふれた症例だが、参考になるものを挙げます。開業して以来の延べ患者数42万人、その中の数例、参考にしてください。いろいろあります。人生と同じです。全く同じものはありません。

［症例1］月1回の治療

93歳　女　初診25年前。

この患者さん腰が曲がっており、腰痛以外に症状はない。病院にかかったことはない、これからも行かない、鍼灸治療だけで押し通す、と患者さんの強い意志です。月に1回来院。90歳までは自家用車だったが、90歳で免許証返納、タクシーを利用しています。

腰曲がりが強いので、最初は側臥位で診察治療。風池をよく診ます。堅いと認知症になる率が高い、治療は予防になる。背部診察。胸椎腰椎の変化なし。硬結は膈兪、肝兪、志室、いずれも加齢によるもの。刺鍼は肩井、天宗、膏肓、膈兪、肝兪、腎兪、志室、小野寺氏点、飛揚、跗陽。灸は膈兪、肝兪、志室。仰臥、時間が経っているのでスムーズに出来ます。腹診、柔らかい、硬結、圧痛はない。理想の状態。中脘、巨闕、気海に単刺。脈診、肝虚証、腎が特に弱い。脈状は緊で、動脈硬化が著しい。この年齢になると降圧剤や血栓予防薬を服用している患者さんが多い、が、この患者さん、血圧が高くてもよい、鍼灸一本で行くという意志。多分、ある瞬間、突然の血管障害で頓死という予感がする。一人娘に先立たれ、パッと行くのも、一つの逝き方、望んでいるのです。

曲泉、陰谷、復溜、足三里、曲池、膻中、攅竹、ケンロ、顖会に単刺。

施灸は顖会、曲池、足三里、復溜。

側臥位で反対側の治療、座位で肩井に鍼灸で治療を終わります。いつもの通りの治療ですが、いつまで続くか見ものです。

もともと娘さんが弱く、元気になりたい、ケーキを食べたい、ウイーンでオペラをみたいが望みだった。鍼灸治療を続けるうちに食欲が出、元気になって望みが叶えられました。ヨーロッパから絵葉書が届きました。ここまでは万々歳ですが、その後、鍼灸治療を止めました。そして、突然の死。定めとはいうものの、続けていたなら、という忸怩たるものがあります。

【症例2】腰痛と復溜

毎日の臨床、同じことの繰り返しのようにも見えますが、患者さん一人一人違っていますので、おなじではないとも言えます。いつも真剣勝負、患者さんに勝てば続けて来院される、私が負ければ、どんなにお上手な言葉を使われても来院されない。厳しいものです。そのなかで、気をつけてみると、何かちょっと違うなとか、びっくりしたという事例も出てきます。

左の腰が痛い。1回の治療でいつもなおるのだが、今回はどうも……。

腰椎の左側を指さす。脈証は腎虚証、左復溜に施術後しばらく置鍼した。

いままでは大腸兪、腸骨点、志室などの刺鍼だが、今回は腰椎の側面を診る。腎兪第1行線にかすかな硬結を感じる。刺入5㎜の深さで雀啄を繰り返す。たしかに硬い。時々筋肉のかすかな躍動がある。那一点に命中したときのいい感触だ。患者さん曰く「そこ」。治療をおえてのことば「足首の鍼（復溜置鍼）がとても腰に効いた」

氣至はその部位では術者には感じることは出来るが、今、どのへんに響いているとは残念ながら分からない。告げられて初めてわかる、そこで記録となる。

本治法1本、標治法1本が経絡治療の極意だが、今回は左復溜、左腎兪1行です。

が必要です。

【症例3】虚血性腸炎と太白

予診表の「いま悪いところ」の欄に、ぽつんと腰痛とあったり、かいてなかったりする、一方隙間のないほど書き込んでいるものもあります。多い場合、どれが主でどれが従か、鍼灸の治療はどのへんまで可能かの判断が必要です。

この患者さん、75歳女性。予診表の**いま、わるいところはどこですか**の欄には膝痛、ふらつき、不眠、ものわすれがひどくなった、耳が遠くなった、目も見えづらい、心肥大とある。**これまでにかかった主な病気**欄には、心筋梗塞、子宮筋腫、虚血性腸炎とあり、腸炎の下に7月17日から22日まで入院。退院して6日めになる。退院しても便が固い、とある。よく聞いてみると下痢、便秘、出血の腸症状が大変で、あとは一般的な不調症状ということになる。病院で点滴治療を受けたが症状は消えないでいる。

脈診では右の脈が触れない。肘動脈は触れる。脈証は肺虚証とした。右太白に刺入回旋していると患者さんの発言「腰にびんびんひびく」。腸ではなく、腰だが大腸症状にいい影響の期待が持てる。1分間続けた。翌日娘さんのことば、便通がよくなり、痛みがないとよろこんでいる。次回の治療時に聞いてみる。出血なし。その他の症状も消えている。病院で検査の結果異常は見つからなかった。本治法は右太白、標治法は大腸兪。その後の経過、月2回の治療、2年後症状なし。

【症例4】本治法の刺鍼で叫び声

77歳の女性、喜寿ですが、そうは見えません、若々しい。訴えるところは心窩部から胸元にかけて重苦しい、食欲もない。脈証は脾虚証です。すると、眠りが悪い、身体がだるい、気分がすぐれない、世の中が面白くないなどの症状がある、とは私の想像です。ストレスがあって、多分、体調不十分のご主人の看護に疲れたのでしょう。左太白を選びました。超旋刺で回旋させ始めると10秒ほどで患者さんが、あーっと大きな声を出します。胃から胸元から下腹にかけて、何かが下がってゆく、空いてくる、気持ちいい。問わず語りです。この一鍼、柔道では「イッポン」でしょう。しばらく回旋を続けます。随分長く感じましたが2分くらいでしょうか。そのまま置鍼します。右太白、大陵、中脘、巨闕、脾兪、膈兪、肩井、風池、顖会などの施術ですが、左太白がすべてだったといえます。

治療された夜、電話があって経過報告、6㎞の夜道をルンルン鼻歌交じりに徒歩で帰ったといいますから、よほどうれしかったのでしょう。

経絡治療の本治法というのは脈証が決まって、適当なツボにうまく施術できれば、すばらしい効果が、一本で顕れるということがあるのです。これは、私が自身施術して感じることが多いので、よく分かります。

【症例5】妊婦の腰痛

初妊娠の婦人、8カ月で腰痛がある。県外に嫁いでいて、鍼灸治療を受けているが、よくないので実家へ帰ってきました。当然背臥は出来ませんので側臥位です。

脈証は肝虚証、浮数、座位での脈診でも同じです。まず、右を下にして診ます。この辺が痛いと指さすのは腎兪よりやや上のほう、普通腰痛といえば、志室か大腸兪付近を指します。胸椎の中ほどから、下に椎間をさすっていきますと脊中部分がへこんでいる。軽く押さえて圧痛がある。胸椎11－12椎の棘間靭帯の異常とみます、捻挫でしょうか。すると肋間神経に影響があるはず。「胸は痛くないですか」「締め付けられるように苦しい」。震源地ポイントはここです。腰椎5番－仙椎間の靭帯損傷はよく見かけます。

靭帯損傷。これは多壮灸が効果的です。壮数が多いほど効果が期待出来ます。20壮すえました。脾兪にも鍼灸、息苦しさが治療側はとれる。反対側も体位を変えて治療。曲泉、跗陽、飛揚は定番通りです。督脈の奇経治療を狙って後渓、申脈を取りましたが、効果のほどは不明です。

治療が終わって帰る時、痛みは取れていました。翌日2回目は慢性腰痛、腎兪、志室、大腸兪などに治療しました。

この患者さんの場合、脊中即ち棘間靭帯の治療がすべてでした。腰といっても患者さんの表現する範囲は広い。臀部から背部に至る間、狙いを定めるということと、指頭感覚が大切なことを教えてくれます。年季が入ると指がそこへ行く、指の行き着くところがツボだったということになります。

この例が参考になる事象があります。高齢、特にご婦人で背中や腰が曲がっている人、つまり、胸椎、腰椎の異常を見つけることがヒントになるのです。大概、そのような状態ですと硬くなっているものですが、入念に、そっと指先で探りますと、圧痛はないが、少し窪んだところが見つかることがあります。そこは、よい治療点になりますし、その両側にも発見出来ることが多い。胸椎や靭帯が硬くて見つけられないときは、側臥位で、胸椎の側面を探りますと、ほかと違う感じ、窪んだところがあります。胸椎に向かって押しますと圧痛があります。よい治療点です。強く圧さないことです。

[症例6] 頚の激痛

96歳で現役の鍼灸師です。急な症状で飛んできました。朝4時ごろ急に左頚が痛くなった。触診、熱感はない。柳谷風池に触ると、指を払いのける。相当な痛さを想像する。他のところに圧痛はない。胸鎖乳突筋の中腹が緊張しているが強い圧痛はない。背臥は無理だが、側臥位は出来る。肺虚証、数脈、検温で熱はない。このところ、風邪で病んでいた。鼻水をすすっている。太淵、列穴、魚際、崑崙、跗陽をとる。圧痛の変化はない。柳谷風池に刺入雀啄、その後置鍼。上天柱も。灸は柳谷風池、上天柱、肩井。乳様筋腹と柳谷風池に皮内鍼保定。側臥のまま、風門、肺兪に鍼。症状にあまり変化はなかったが、やり過ぎもよくない、このへんで治療を終えます。

翌日の診察で、背臥が可能になり、脈も肝虚証に改善し、数もなくなりました。風邪はおかげで、よくなりました。曲泉、陽輔を取り、あとは1診と同じ。痛みは少しよい。運転手の話では1診の帰るときは、車のバウンド毎に、痛い、の連発、今日はずっと話を続けたので、いいらしい。

局所より遠隔の治療でうまくいけば、理想ですが、そうはうまくいかないこともあります。局所はそっとがよい。

そこが悪いからそこに灸というのは下策といわれたのは深谷先生ですが、そこでなければ治らない（治せない）こともあります。ただし、その部分の損傷がひどい場合、例えば、小便の色が変わるなどという場合は、痛みの軽くなるには時間がかかります。時を待たなければならないこともあります。

【症例7】新聞に載った患者さん

田舎の鍼灸院ですと、派手な職業の患者さんは少ないものです。平凡な方が多い。それでよいのです。県知事や市長では身構えます。それでも時々新聞に名前を発見することがあります。川柳、短歌、俳句…選者の評がついているものは、切りぬいて日誌に貼り付けです。

社会面に載ることがあります。それもはりきゅうを絡めてあると誠にうれしい。私だけでなく、鍼灸一般の向上に役立ちます。60年の臨床でも何例かありました。

「神仏習合」でおなじみの国東《くにさき》半島にある**国東市役所に勤める益戸健吉さん**（63）が地元の新聞に大きく載りました。

7年前になります。主訴は疲労です。身体がこる、時に不眠。原因…市長が代わってから。うん、人間関係ですか。私が最も苦手とするところ。脈証は肝虚証。定石どおりの治療です。その後は毎月1回ほど治療を続けています。脈は肝虚証ですがときどき肺虚証もあります。3年目頃から疲れの症状が多くみられます。

（朝刊）　2018年（平成30年）3月28日　水曜日

資金管理研究で博士号

国東市職員 益戸健吉さん(63)

毎月1回、空路で関西学院大へ通学 「これからも勉強」

国東市会計課の再任用職員益戸健吉さん(63)が関西学院大学大学院で経営・会計学分野の博士号（先端マネジメント）を取得した。市会計管理者として資金調達・運用の改革で実績を挙げた経験を土台に、地方自治体の資金管理のあるべき姿を論文に示した。定年目前の59歳からの挑戦で飛行機通学は体にこたえたが、向学心に燃えた4年間の学生生活だった。

16日、兵庫県西宮市のキャンパスで学位記の授与式があった。帰郷した益戸さんは「長く苦しみから解放されました」と笑った。

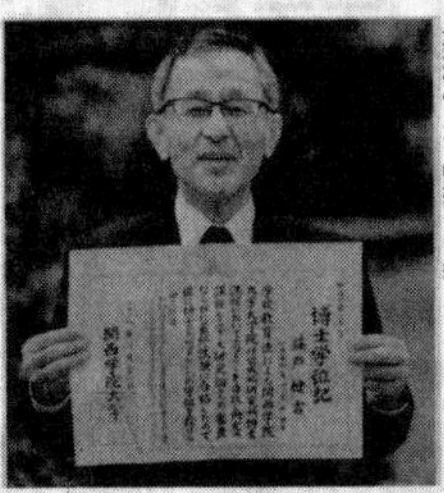

博士学位記を手にする益戸健吉さん＝兵庫県西宮市の関西学院大学大学院キャンパス

2014年春に同大学院経営戦略研究科へ。国東市国東町の自宅から毎月1回、通学した。はり・きゅうなどで体をいたわりながら昨冬に300㌻超の論文を提出。今年2月に学位を得た。

博士号挑戦の原点は07年、公共経営が専門の石原俊彦・同大学院教授に出会ったこと。真面目な性格から向学心を刺激されて経営戦略研究科で会計学の修士号を取得した。12年度の会計管理者着任後、地方自治法が「確実かつ効率的に」と定めていながら多くの自治体が及び腰の基金運用にまず向き合い、理詰めで慣例を見直していった。

調達、運用を一体的に捉えた財務活動方針を定める一方、資金繰りリスクを抑えながら長期・超長期債券の割合を高める手法などを採用。13年度は全国トップ級の1・960%の利回りで2億円の収入を得た。

14年度に初代「地方公共団体ファイナンス賞」を受賞後、視察が相次ぐ中「自治体は民間のような競争関係にない。博士論文で参考例を示そう」と考えた。

論文では焦点を全国自治体の資金管理全般に広げ、600近い団体へのアンケート（回答率54%）と200団体の関連規定の分析で現状を把握。民間企業の最高財務責任者（CFO）のような統括責任者がいない課題を踏まえ、それを克服するものとしてリスク制御の視点と成果志向を両立させた「資金管理基本方針」の策定を提唱した。英米の先進モデルも援用した。

4月から「国東市資金戦略専門員」（非常勤特別職）に就く予定。「これからも勉強を続けていく」と話している。（中谷悠人）

図1

5年目、じつは博士論文に挑戦中、精神的にも肉体的にも大変ですと打ち明ける。よし、氣を補います、何とかなりますよ、治療はいよいよ真剣です。超旋刺を主体に氣を注ぎます。やがて、やっと論文提出を終えました。そして、間もなく選考を通過しました、と。

一番に博士号取得を報じたのは朝日新聞で、３月17日付でした。遅れること11日、地元紙大分合同新聞でも、本人のカラー写真とともに大きく掲載されました（図１）。

「２０１４年春に関西大学大学院経営戦略研究科へ。国東《くにさき》市国東町の自宅から毎月１回、通学した。はり・きゅうなどで体をいたわりながら昨冬に３００ページ超の論文を提出。今年２月に学位を得た」

「16日、兵庫県西宮市のキャンパスで学位記の授与式があった。帰郷した

益戸さんは『書く苦しみから解放されました』と笑った」（以上、2018年3月28日付　大分合同新聞）

経営・会計学について、地方自治体の資金管理のあるべき姿を論文に示したことは、今までにないという。自治体の台所をうまく操作して黒字を多くした、らしい。あの優しい人ががようがんばったなと感心しますが、その過程ではり・きゅうが助けになったとはうれしい。それを報じた新聞記事はなおうれしい。業界への影響も少しはあるかな？

さて益戸さんの治療、どういうものか。肝虚証のため以下のポイントで超旋刺を行いました：曲泉、太衝、足三里、曲池、中脘、石門、顖会、攢竹、風池、肩井、肝兪、腎兪、飛揚。灸は中脘、石門、曲池、太衝、肩井、肝兪、柳谷風池となります。単純でしょう。これでいいの？　気を補うわけですからこれでいいのです。力を入れて刺入しないほうがうまくいきます。

治療の結果、益戸さんの体重が少し増えました。

【症例8】急性膝痛と皮内鍼

夜間急に膝が痛んだ例です。82歳の女性、心臓疾患、膝関節、腰痛で月に2〜3回治療されている。朝の4時ごろ起きると右膝が痛くて動けない。特別激しい仕事をしたわけでもなく、思い当たる原因はない。

触診する。熱感は全くない。腫れも普段と変わらない。脈診、脾虚証。反応は外膝眼に圧痛強い。内膝眼、梁丘などは今まで通りの反応。内外膝眼に3分ほど置鍼。外膝眼は5㎜刺入、30秒回旋を繰り返した。太白、委中など超旋刺。治療を終えて帰るときは少し楽になっていました。が、心配になったのでしょう整形外科で診てもらったが特別異常はないと。二日おいて来診、楽に歩けるようになりました。

120日後、急にまた激痛、何か前の痛みとは違う感じ、異常に痛い。その間11回治療を行いました。今回も熱感なし、膝眼の反応もありません。入念に触診しますと陰陵泉に少し指先で押さえたとき飛び上がるような痛み、筋膜性の痛み、鵞足炎でしょうか。この痛み、患者さんにとってはかなりのものらしい。一人では歩けないこともあります。整形外科のレントゲンでは異常が見つからないし、腫れも熱もないので医師もかまってくれないらしい。軽擦するとむくみのある感じがしますし、押さえるとひどく痛がりますので、大変だと分かるのですが、圧痛点を探すのは鍼灸師のほうがうまい。

ツボとしては陰陵泉ですが、時に5㎝くらいの間に圧痛が続いていることがあります。そのときは、治療点を2～3点とっても構わない。今回は1カ所だけ、10壮すえました。ところが、この痛み、すっと鍼灸で消えてくれません。1週間後見えたときも少し楽になった程度でした。そこで、反応の一番強い点に皮内鍼を留めました。内方（腎経、膀胱経の方向）に向けます。3日後の言葉「痛みは楽になりました。神の手です、長生きしてください」。ブロック注射を考えましたといわれるので差が激しい。油断なりません。

皮内鍼がこれほど効くことがあるのです。腰の那一点に鍼尖が命中してもはかばかしくないとき、皮内鍼貼付で思わぬ効果の出ることがある。治療というものは何年やっても難しいものです。

【症例9】緑内障と柳谷風池

柳谷風池と緑内障は密接な関係があると証明出来る症例に遭遇しましたので、今回は緑内障の治療を中心にお話しします。

緑内障の治療の要諦は①本治法、②頚肩のこりを取る、③柳谷風池の刺鍼につきます。だから、全例にわたりそのような治療を行います。柳谷風池が眼疾患とくに緑内障に効くといっても、それ単独の治療はありませんので、関連があると推測の域を出ません。ところが面白いことがありました。

緑内障と柳谷風池〈その1〉

89歳の女性。主訴は腰痛です。腰曲がり、というよりも背骨全体が曲がっています。歩きにくいと思います。治療には敏感で少し押さえすぎるとひどく痛み出し、回復に時間がかかります。だから、そっと。でもなにかの拍子に普通の患者さんなみに押さえると大変なことになります。

治療の終わりに大腸兪に皮内鍼を貼付しておきます。何年もそのような治療を続けています。カルテを見ると10年前から、月に4〜5回みえています。あるとき（3年前）、ふと、眼圧が高くて眼科にも通っていますとの話が出ました。患者さんの眼球をそっと押さえれば、大概、普通の硬さか異常なのかが判断出来ます。コンタクトを入れてなくて硬く感じるときは、眼科の診察をすすめます。押さえてもそれほど硬くありませんが、眼圧は右正常、左40だったが今は29。かなり高い。

早速、柳谷風池に鍼と灸を加えました。間もなく、眼科で眼圧がよいといわれました。16です。一度22になりましたが、その後高くなりません。勿論柳谷風池は外せません。脈証は肝虚証がほとんど、腎虚証でとることも希にあります。

以上の事柄は何を意味するのでしょうか？　柳谷風池の治療と緑内障とは密接な関係、もっとずばりといえば柳谷風池は単独でも緑内障に効くといえます。

緑内障と柳谷風池〈その2〉

77歳の男性です。左眼圧25が目薬で15まで下がっています。右は7年前に手術を受け、15です。10カ月前から鍼灸治療、以来月1回の鍼灸治療を受けています。眼圧15ですから正常眼圧緑内障でしょう。眼圧は正常でも視神経の破壊や視野の欠損進行を抑えるための治療は必要ですから毎月の鍼灸治療は正解です。ずっと眼圧11が続きます。

ところが担当眼科の先生、受診のたびに、おかしい、何が効いたんだろう、状態が非常によいので、2カ月1回の受診でよいといわれました。患者さん鍼灸治療を受けていることをいおうと思いながら、いえないでいます。分かります。関係ないといわれたり、叱られたりするのを恐れるのです。そういう例が多いことは既述のとおりです。

【症例10】一鍼愁訴をとる　歩行痛

一本の鍼をしただけで、愁訴が消える。患者さん、喜んだり、不思議がったり、挙句の果ては拝み屋みたいにありがたがったり。

膝の痛みで歩くときだけというのが希にあります。座れるのですから不思議と患者さんは思われる。整形外科でレントゲンを撮っても異常は見つかりません。原因不明、たいしたことはありませんと、湿布薬のお世話になります。

88歳の男性、2週間前から左膝の痛み、それも歩くときだけ、といいます。触診します。熱感、腫れなし。圧痛を診ますと、内外膝眼に齢相応の反応がありますが、主訴とは関係ないようです。膝蓋骨の押上げテスト陽性です。それに対する刺鍼、30秒ほどゆっくり雀啄を繰り返しました。歩いてみましたが、痛みは感じません。1週間後の治療を約束しました。

診察と治療を少し詳しく述べます。まず、「膝蓋骨押上げテスト」。勝手に私が名付けたものですが、臨床上大変便利です。その方法：膝蓋骨の下側にそって検者の親指を当てます。そのまま上方へ押し上げます。痛みを感じれば陽性、感じなければ陰性です。陽性であれば刺鍼の効果が出ます。「刺鍼法」膝蓋骨下辺中央から上方に鍼尖を向けます。膝蓋骨と大腿骨との間を縫うようにして静かにゆっくりと刺入します。1cmから2cmの深さに刺入しましたら、あとは雀啄を、ゆっくりくりくりかえします。雀啄を20秒ほど、10回くらいになりますか。病態としては膝蓋大腿関節症でしょうか。刺入した時の感触が、ずぶりと入ってゆったりだと症状がかなり進んでいるとみます。刺入し難い感じですと初期、はやく治ります。消毒は厳重に、鍼も折鍼予防が大切、1番がいいかもしれません。私は01番1寸を使います。

この刺鍼を終えた直後、歩いてもらいます。全く痛みを感じません。

【症例11】座位の腰痛

座っているときだけ右の臀部から足先にかけて痛みが走ります。68歳男性。理学テストは陰性です。触診では第5腰椎−仙骨間（上仙）が窪んでいますが、今回の痛みとは関係なさそうです。1カ月前からです。肝虚証として曲泉、殿頂（5㎜）、跗陽、殷門、飛揚、上仙、小腸兪（10㎜）に刺鍼。腹臥位で治療の時、腸骨点がなにかおかしい。はっきりではないのですが、気になります。最後、1寸01番で刺入し、雀啄を何回か繰り返すと、感じるものがあります。なにかひっかかる感じです。ゆっくり雀啄しながら回旋を続けます。患者さんもそこらしい、という。さらに続けると、ぐんと手応え。どのような？　筋肉が軽く躍動（上下動）する感じで、このとき、ここだと、私も患者さんも感じます。感じた。治療を終えて身支度するとき、履けなかった靴下が履けました。

「分かり難いですが、仙腸関節の捻挫、俗にいう、ギックリ腰のような状態です。多分、これで痛みはなくなります。痛みが残るようでしたら、ご連絡ください」

ギックリ腰に腸骨点の鍼は即効ですが、時間が経って形を変えて現れると迷います。推理を働かせるといい手が見つかることがあります。

【症例12】腰部打撲

89歳の男性です。耳の聞こえない奥さんが認知の気味で2～3日騒がしく、やっと入院させました。一人住まい、しかも二階が居間、その二階から降りるのに、その日に限って杖をついてしまった。途中からころげ落ち腰を打撲、なんとも痛い。病院で診てもらいます。レントゲンをとってもらったが骨折はない。何故か、国立病院に紹介され、2～3日ようすを見ましょうと言われました。全く痛みは軽くならないので、鍼灸治療に来院。本人の述懐です。はて。息子さんの話では少し食い違う、最初鍼灸をとすめたが、病院に行った。痛いのでまくしたて、理屈をこねたらしい。クレームを恐れての病院の処置だったのかと想像します。

歩いてこられる程度の痛みです。胸椎12を中心に亀背がひどい。これは以前からのこと。背臥は難しいので側臥で診ます。数脈ですが熱ではない。触診でははっきりとポイントをつかめませんが、そっと治療します。腎兪、腸骨点、志室、跗陽。入念に、ゆっくりと、刺鍼です。刺入2～5㎜。反対側もそのように。起きてもらいます。痛くない。動かしても、何ともない。念のため、腎兪に皮内鍼貼付。脈証は肝虚証で、ベッドに腰掛けたまま曲泉に刺鍼。で終了です。仙腸関節捻挫でしょうか。

彼親子の話を突き合せると、少し辻褄があわないところがあります。が、次のことは事実です。階段から落ちて、腰部打撲。腰痛。病院でレントゲン。次の病院では検査が行われ、治療はなく、飲み薬が処方されました。鍼灸治療で痛みなくなる、と。

【症例13】 潰瘍性大腸炎

初診の患者さんです。診察しようとすると、「消毒は大丈夫ですか?」と質問されました。「はい、鍼は使い捨てです。手指消毒はヒビテンアルコールと病院で手術の時に使う、えーと。」と答えると、患者さんは「イソジンですか。」と消毒液の名前を言い当てました。私は「そうです…?」と答えながら、予診票の職業欄を見ます。医師とあります。女医さんです。内科医、60歳。紹介欄は大分合同新聞とあります。13回にわたり連載した私の鍼灸記事を読まれたのでしょう。新聞の威力です。

1年前に左顔面神経麻痺、その後遺症としてかすれ声。疲れると左頚痛、喉頭炎、抗生物質使用。ＣＴで診ると喉頭部が腫れている。既往症：喘息、潰瘍性大腸炎。

顔面の異常は分からないくらい回復しています。のどの左の不快感が主訴です。脈は肝虚証。中脘、左梁門、左兪府、石門、曲泉、陰谷、曲池に超旋刺。その後、肺の虚が目立つので太淵。左尺沢に灸。左翳風皮内鍼を貼付。左天髎、肩井、肺兪、心兪、腎兪に各２㎜の深さで刺鍼しました。

この先生、忙しいので月に１回の治療です。６回目の治療の際、疲れを感じると後で下血するといわれる。潰瘍性大腸炎は完治していないのでしょう。腎虚証で治療。以来、下血はないといわれますので、鍼灸の効果と推察されます。治療すると疲れは取れるそうですが、1週間後にはまた、疲れを感じると。

ところが、8カ月目には下血なし、疲れを感じなくなったと言われます。下巨虚両側に皮内鍼を足先に向けて貼付しました。大腸への影響を狙ったものです。脈証は肝虚証、腹部刺鍼はしませんでした。築賓に撮診異常（撮《つま》むと他より皮下脂肪が厚く、痛みを感じる）がありましたので超旋刺、腹部によい影響を与える気がします。その後、症状なし、です。

【症例14】 顔面部ヘルペス

顔や髪の中に出来たヘルペスの場合、早急な入院が必要です。目がやられると視力の異常、脳に入ると髄膜炎になる恐れがあります。発病初期ですと抗ウイルス剤の注射は必須です。ヘルペス後神経痛を残さないですみます。

神経痛が残った場合、その痛みは治療に抵抗します。鍼灸でも大変です。左の鼻翼とそのすぐ外側が痛む例です。いくら治療しても痛みが消えないので、治療するほうも倦怠ぎみです。ところが、前回の治療の際、90%よいと言われる。

局所の治療から。鼻翼の中央に1本、鼻翼の外側5㎜のところに1本、寸三01番を置鍼。あと、抜鍼すると微量の出血がありました。これ、いい結果が出るかもしれません。その周囲の皮膚は紅色、表在血管の流れが悪いのでしょうか。健側の皮膚の色も同じです。ずばり、三稜鍼で出血させる考えもありますが、感染や消毒の問題、それに、顔面の痛みですと三叉神経痛を連想して、びびります。痛みがひどくなる恐れがあります。

鼻翼の外側の皮内鍼は痛みに効くというので貼付します。局所の近くでは側頭部のケンロ、風池、天牖、肩井。脈証はいつも肝虚証です。定石通りの治療ですが、陽明経の通りですから、足三里、手三里に多壮灸をすることもあります。72歳の男性、9カ月前からの治療、26回になります。2時間の電車通院大変です。近くの先生紹介には同意しませんので、こちらも負担を感じます。

事情を聞いてみますと発病時、抗ウイルス剤の注射は受けなかったらしい。注射はしましたが、顔と肩と。つまりブロック注射だと想像されます。ヘルペス後神経痛は一生悩まされます。初期対応の大切さ、適切さ、いつの場合でも大事なことです。私院での治療は発病4カ月後からです。最近は98%よい。

顔面部のヘルペス後神経痛では73歳男性の例があります。12年前に発病、公立病院に1カ月入院治療しましたが痛みが治らない。若い女医の先生、万策尽きて泣き出す始末でした。右顔面全体の痛み、雨降り前は特に痛む。他に糖尿病、腰下肢痛、肩関節痛があります。月2回の治療はきっちりです。顔の治療は中国鍼3本をつまんでまんべんなく皮膚鍼です。痛みは続きますが、鍼灸治療が一番いいといいます。

【症例15】食欲不振

81歳女性　既往症　乳癌、脳動脈瘤。

主訴は6カ月前からの食欲不振です。他に左膝下部の不快と右肩関節痛があります。最近気になることは食欲がないこと。眠りはよい。脈証は肝虚証です。治療は曲泉、陰谷、足三里、曲池、巨闕、中脘、気海、顖会、肩井、肝兪、脾兪などです。超旋刺が主です。

1週間後2回目。依然食欲なし。腹部を診ると食欲のない腹ではない、べんべんです（立派な体格）。食欲はなくても食事時になると食べる。脈証は肝虚証です。食欲に目をつけ肝の兪土穴太衝を選びました。左少しくぼんでいます。超旋刺から刺入して雀啄回旋を続けます。と、「その鍼気持ちがいい」、と言い出してきました。

「どういいの？」

「上のほうへひびきます」

「どこまで？」

「膝の上まで」

刺鍼を続けます。太ももの上から鼡径部、両下腹部にひびきます。刺入深度は3～5㎜の間、いい感触です。ひびきは季肋部まで達したようです。長い施術時間、でも2分くらいで終わり。右太衝に移ります。が、こちらはそれほどの反応はなし。肝兪、期門を診ますが特別の反応はありません。右不容の反応、硬結圧痛が少し、刺入雀啄回旋。そして灸。左太衝に施灸、自宅でも施灸をすすめます。

改めてカルテをよく見ます。初診は1年10カ月前です。主訴は食欲不振と胃腸不快感。心療内科の薬を服用していますからうつ病の可能性があります。

これらの経緯から鍼灸治療を続ければ食欲も出るのではと思われますが、都合で続けていません。

脾虚証で太白刺鍼に声を出した症例は報告しましたが、太衝刺鍼で声を出し、さらにその感覚が季肋部にまで届くのは珍しいです。また肝経の走行を考えても興味深い。兪穴は食欲に関係ありと言えそうです。なお、太衝刺鍼中、その鍼はきもちいいという患者さんの声は多いものです。

【症例16】高齢者と突発性難聴

東京にいる孫の結婚式に、これが最後と出席、九州から東京は遠い。乗り物酔い予防のために築賓へ皮内鍼貼付。おかげで無事帰宅出来たのですが、1カ月ほどして影響がでました。左耳が全く聞こえなくなったのです。東京行きの影響でしょうか。

病院の診断は突発性難聴(5月17日)、私の経験では高齢者の例は珍しい。そもそも年齢とともに聴力は減退します。この齢でどこまで効果があげられるのか。

ところが不安をよそに効果がでました。最初（5月19日）は指擦音、爪擦音全く聞こえなかったものが、6月9日（初診から3週後）には爪擦音が聞こえたのです。

突発性難聴の治療は西洋医学でもてこずるようです。鍼灸院に来院されるのは病院に入院、治療を受けて退院、うまくないときが多い。発病してすぐ鍼灸治療だと治療成績はよい。すべての病気にいえることです。今回もすぐ鍼灸治療を始めたのがその秘訣だといえそうです。膝関節、股関節、糖尿病、腰痛もあります。

脈証は肝虚証。胆実。曲泉、復溜、曲池、陽輔、膝眼、環跳、中脘、左梁門、足三里、左外関、風池、肩井、腎兪、肝兪、委中に超旋刺、——の穴には刺入。

耳周囲の治療。耳めまい点に皮内鍼貼付。翳風の圧痛硬結に刺入5㎜回旋30秒。灸5壮。天容に刺入5㎜回旋10秒。腎兪、復溜、左梁門に灸5壮。

耳の症状に対して耳めまい点への皮内鍼貼付はかなりの効果が期待出来ます。耳鳴り、難聴、めまい、耳閉感などです。特に耳閉感には最適です。

高齢ではない難聴

もう1例、高齢でない方の場合です。

44歳女性　X年X月X日左突発性難聴、入院してステロイドの点滴、13日後、退院。睡眠やや悪い。食欲、大便、月経異常なし。

左耳の聞こえがわるい。耳鳴り24時間、高音、キーン。

指擦音右（＋）左（－）

爪擦音右（＋）左（±）

ライトテスト　左右（＋）

さて、結果はどうなりましょうか。

脈証　腎虚証　脈状　浮虚

治療　腹部中脘、石門に浅刺。左復溜に30秒間超旋刺。脈状少し沈んで弾力を帯びる。理想の脈状になる。この1本が勝負です。

ほかは尺沢、腎兪、肩井、跗陽。左環跳を抑えると痛み、3、5指の井穴と比較してのこと。

耳の周囲では翳風に硬結。刺入5㎜、雀啄回旋10回、あと施灸。耳前3穴では上中下の上下に圧痛、単刺と施灸。耳めまい点に皮内鍼貼付。肩井の左が硬い。圧痛硬結、患者も納得、鍼灸、で終わります。

さて、結果は？　望みあり。

発病してからの期間が短く、症状と脈証が一致しています。脈状が本治法一本で好転。高齢でない。

【症例17】耳痛

耳痛の原因は肩こり、僧帽筋による症例もありますが、今回の症例もちょっと考えさせられます。

61歳の男性です。右耳痛があり、その症状は1週間前から始まりました。もともと副鼻腔炎があり、それに風邪が加わって出た症状です。病院では耳への塗り薬と痛み止めの内服薬を処方されました。こういうときは耳の状態をよく観察することです。灯りをつけてよく診ると外耳道に「いくら」のような吹き出物が密集、発赤しています。外耳炎でしょうが、こういうひどい経験は初めてです。写真にとりました。

〈注1〉患側の胸鎖乳突筋が、特に乳様突起から下に近い5㎝くらいのところが硬くなっています。脈証は腎虚証です。実はこの患者さんの報告では「腎臓と肝臓の数値が高い」とのこと。

治療方針です。①外耳炎の治療

②内臓の治療

両方兼ねるのが理想的であるし、症状も早く取れるはずです。

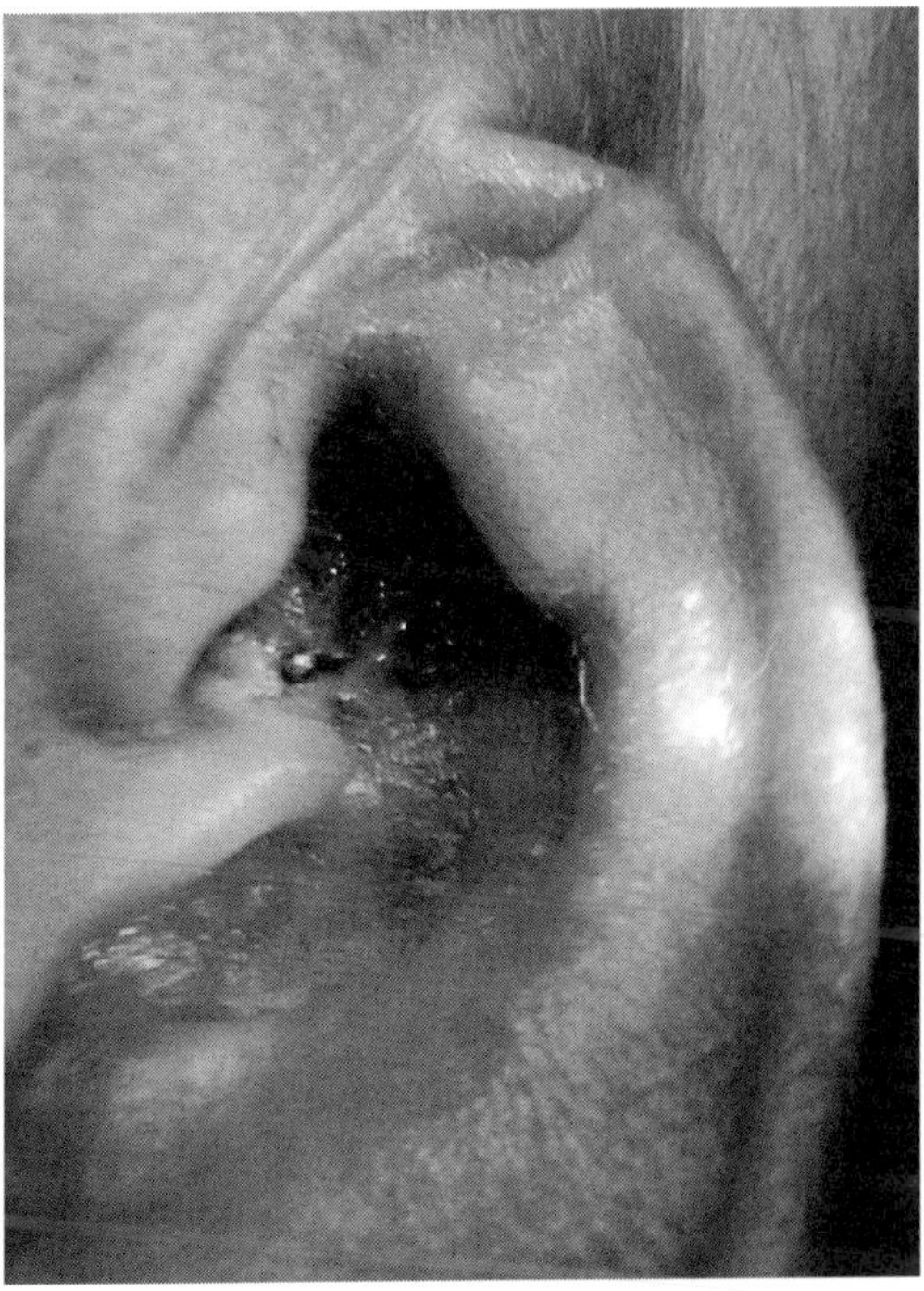

〈注 1〉

①外耳炎の鍼治療…復溜、尺沢、腎兪、石門、然谷（灸）
②内臓の鍼治療…右不容、右肝兪
③局所の鍼治療…翳風（灸も）、天牖（雀啄回旋のあと皮内鍼貼付）、肩井

然谷の灸は外耳炎に効果。腎経の火穴ですから理にかなっています。軽症ですと1回の施灸で改善します。圧痛があれば、さらに効果的です。多壮灸がよい。

気になる症例ですが、私が入院したので、のびのびになりました。入院中、患者さんから何回も問い合わせがあったというので難儀したのでしょう。退院の翌日、こちらの体調もいいし、外耳のいくらを見たいので、治

療を請け負いました。

初診から5週間目、外耳の「いくら状の吹き出物」はなし、かなりきれいになっています。耳の激痛は軽くなったものの、周囲全般が痛く、主治医も苦労しているらしい。三叉神経痛の可能性もあるとのこと。耳痛は中耳炎、舌咽神経痛、三叉神経痛の場合でも現れることもありますが、この症例は外耳炎が波及した痛みとみていいでしょう。腎虚証で左復溜に刺鍼しますが、検脈で左曲泉を加えました。耳の周囲では耳朶を押さえると痛いのでめまい点に皮内鍼貼付、あとは前回と同じ治療でした。

経過からして、あと何回か治療を繰りかえせばなおるはずです。そう力強く宣言しました。痛みがはっきりしない、ぐずぐずしているので不安を感じ、医師の言葉にもまた不安を感じている場合、はっきり「治る」と宣言するに限ります。もっとも、西洋医学での治療法は限られているわけで、東洋医学は選択肢が多いのはありがたいことです。

3診（前回から1週間後）、外耳道はきれいになっています（写真）。〈注2〉軽い痛みが耳の周囲と右咽にある。両側の然谷を同時に探ってみますと明らかに右がおかしい。ぐずぐずした感触があり、圧痛も強い。透熱灸を10壮据えました。乳様筋の硬さはとれていません。同じ治療を繰り返します。

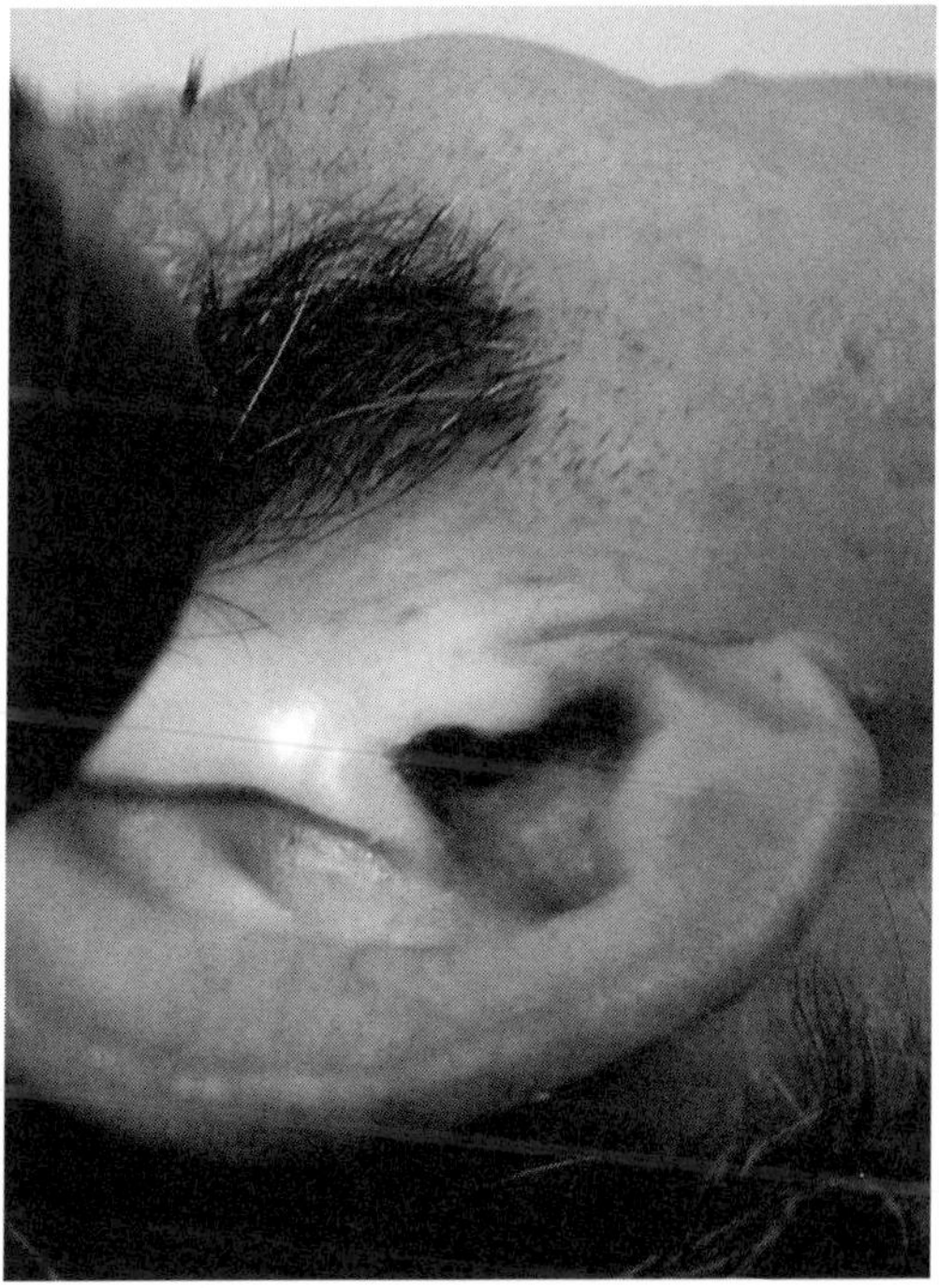

〈注2〉

4診（前回から2週間後）、痛みは3分の一残っています。患者さんの訴えでは顎関節付近、咽頭。圧痛は顎関節にはないので放散痛でしょう。耳の前、下顎骨に沿って圧痛がありましたので、3カ所鍼灸。

［症例18］季肋部自発痛

80歳の女性の患者さんで、1年半前から月2回治療を受けています。腎臓の働きがよくない。クレアチニン値が2・48、eGFRが15、腰曲がりによる慢性的な腰痛がある。今回はベッドにあがるなり、ここにしこりが出来て痛いと、右章門付近を手のひらで掴む。腋下線上で下部肋間を軽く押さえてもひどく痛がる。が、本人の訴える塊は見つからない。1週間前からの症状で、病院で診てもらったがわからないという。公立を含む3つの病院での診察は同じで原因不明、治療法なし。軽く按圧するとかなり範囲が広い。帯状疱疹を疑ったが時間が経過しているし、病院で血液検査を受けただろうから除外される。仰臥で腹診すると左梁門付近も按圧で痛がるが硬結は認めない。考えられるのは過労、上肢の使い過ぎによる肋間筋の損傷、肋骨の異常です。しかしながら、なにもしていないで突然痛くなったというから、他の要因も考慮します。側臥位で背部を診る。いつも側臥位で診察治療している。症状のひどい右側から。兪穴を診る、圧痛、硬結が5㎝の長さにみられる。胸椎側にも圧痛、さらに椎間を診ると8〜9〜10〜11胸椎間が触ると柔らかく、圧痛強度。震源地はここだ！　椎間靭帯だけでなく胸椎そのものに無理がかかったのだろう。さらにひどくなれば、圧迫骨折とすすみ、レントゲンで証明される。左側臥位の検査でも同じ所見がみられたので、両側肋間神経の痛みと推測される。治療は椎間と硬結のある兪穴への鍼灸。証は腎虚証で取っている、今回もそのまま。跗陽、飛揚。腹部は浅く散鍼。

さて、結果はどうか興味あるところだが、東西両医学の比較が出来て興味深い。

今回は科学的診察と手指による診察となる。明らかに触診によって判断された。医師は科学的検査にたよるが触診はどうなのか。よしんば、触診しても普段訓練していないと微妙な皮膚、筋膜の異常を見つけることが難しい。この場合、病院は分からないからと薬の処方はなかった。わからないまま痛み止めや電気治療だと悪化または長引くことが予想されるので正解だ。鍼灸診療のほうがよいのだが、問題がないでもない。指の訓練、圧痛硬結を探りだすには、かなりの精度が要求される。すぐにわかるものではない。訓練訓練。重ねてえられる。一万時間の法則といわれるように、10年真剣にやれば、なんとかなる。

この例の落ち度、側臥位の治療のため、背部上方の診察が抜けたこと、高齢になると感度が鈍くなる。遠隔治療だけではいかんともしがたいこともある。

さて結果はどうなのか、かなり気になる。月2回の治療を続けているが、今回も又2週間目の来院、如何？　痛みは1回の治療でうそのように消えた。3人の先生（医師）より首藤先生のほうがうまい。だから、鍼灸治療はやめられません、と。触診では兪穴の圧痛硬結は消えており、椎間と右椎骨際に反応が得られる。柔らかい触感だ。

少し問題点をほじってみよう。この患者さん、高齢で、腰から背中がまがっているので腰部の治療はいつも側臥位で行っている。治療を受けるほうは楽だし、腰部の反応は腹臥位よりも術者にとって見つけやすい。腹臥位だと按圧時腰筋に力が入り、見分け難い。右側を診る場合は、左下肢を延ばす。右下肢は膝で曲げ、膝頭をベッドにしっかりつけると腰がゆるんでくる。右下肢も伸ばしたままだと腰のポイントを見つけにくい。この患者さんは腰曲がり腰痛と右腎臓が弱い。だから腎兪、志室、大腸兪、次髎などのはり・きゅうは、やりにくいが、この体位で行う。後頭部、肩背部、下肢後側もこの姿勢。この患者さんの場合、腰に気をとられ、上背部の触診がおろそかだった気がする。復溜、陰谷、飛揚、跗陽の治療は怠らないのだから、気の巡りがよければ、今回の症状は出ないはず。診察、施術がまずかったともいえる。慢性症の治療の場合、全身の触診も必要になる。高齢者の治療はややこしい。

【症例19】気分が他所《よそ》に存在《あ》る　移精変気

ときには不思議な症状を訴える患者さんがいる。その一例がここで取り上げる66歳の男性で、高校時代、だから30年前からの症状です。気分がよそにある感じで、特に右上方が多い。側頭部は常におかしい。疲れやすい。集中力がなくなった。便秘。

わかりにくい症状の説明で、まとめるこちらも要領をえない。病院では分からないという。

脈証は肺虚証。古典の移精変気を連想する。変気出来るか。治療は超旋刺を越えないように注意する。太淵、太白、中府、中脘、気海、足三里、曲池、顖会、風池、肩井、肺兪、脾兪、飛揚。――は灸も5壮行う。足三里に自宅でもすえるという。今朝の地方紙に足三里の灸がコロナ予防によいとの記事から本人の希望だ。

代わり映えのしない治療だが法則通りとした。心に効く超旋刺の話もした。興味と期待をもてたようだ。

1週間後2回目治療。少し気分がよい。大きな灸を据えているが、ツボ訂正。さらに1週間後の3回目の治療では、頭がはっきりしないが、70％よいというので、治療としてはいい方向に向かっているといえる。

治療の度に気分状態を聞いてみる。


古典—素問に移精変気篇（13）というのがある。精を移し気を変じる。

「古《いにしえ》の治病は惟《た》だ其れ精を移し気を変じ、祝由《しゅくゆう》すべきのみ」

〈昔の治療方法は、ただ精神を動かし気分を転換させ、お祈りや呪《まじな》いをするだけで、病状を取ることが出来た〉

素問編纂の時代だから西暦2200年前にさかのぼる。（その頃からみて）昔の治療方法は、精神を動かし気分を転換させ、お祈りや呪《まじな》いをするだけで病状を取ることが出来た。今の世の治療方法は薬草を飲ませて身体の内側をなおし、鍼や石鍼で外側を治している。それでも、治らない者がいる…と。

こうしてみると移精変気とはシャーマニズムを意味するようだ。医療の元素はお祈りであった。

私の説明はシャーマンの行為であり、それに鍼灸を加えることで、その上を行く素晴らしい治療法が生まれているのかもしれない。

全く症状が消えるまでは時間がかかりそうだが、期待は持てる。

【症例20】 嗣径部痛

左嗣径部の痛みが強く、24時間通して続く。5カ月間に5回治療しているが、この3カ月忙しくて来院していない。パトリックテストは陰性、関節の動きは柔らかい。嗣径部の痛みとして治療していたが、改めて見直した。66歳女。左下腹部、大巨付近圧痛、固い。

既往症を見ると①平成9年、23年前腹膜炎、②平成13年、19年前甲状腺手術、③圧迫骨折とある。

①は虫垂炎が化膿しての手術という。よく診ると下腹部、正中線に手術痕がある。23年前からの痛みとすれば癒着が考えられる。関節の治療でなく内臓の治療となる。奇経治療を応用した。左内関、公孫に置鍼。しばらくして腹診する。圧痛は半減している。左大巨、左天枢に単刺。涙が出る、ティッシュを！　治療中に出る涙には身体を浄化する作用がある。いい傾向だ。具体的に問わなかったがストレス、悩みがあるのだろう。伏臥、左脾兪、胃兪に硬結、圧痛。刺入5㎜で雀啄を繰り返す。脾兪でこのましい反応が得られる。施灸5壮。神道に鍼灸。検脈。肺虚証だった脈は正常になっているので敢えて太淵、太白には手をつけなかった。結果は？　次回

治療時には症状もなくなり、腹部の反応もみられなかった。

治療中の涙で思い出すのは中年女性のことだ。特別わるいところはない、体調管理の意味で見えていた。が、突然泣き出した。声は出さなかったがかなりの涙を見た。近所にいる姑がしっかりしているので、心的苦労があるのだろうと推察した。なんにも言わなかった。なんにも聞かなかった。それでストレスが消えたものと解釈する。

話はそれたが、先述の女性が最近、また左下腹部が痛いと来院した。腹診では硬結圧痛なし。はて面妖な！…閃いた。腹臥位で左志室を軽く叩打、痛い。反対側の叩打と明らかにことなる。脈は肺虚証。

動作での痛みはない。24時間痛い。動いている方が楽な気がする。尿管結石では？　小さな石か、泥状でも鈍痛を感じるはずだ。太白に長時間施術、あと置鍼。志室に3cm01番で刺入するも手応えなし。4cm1番に刺入、軽く手応え、腎兪に同じく、かなり反応あり、患者さんも痛む場所に響くという。

治療を終えたときには痛みを感じなかった。うまくいくか。痛みが続くようなら泌尿器科に診てもらうよう助言する。

【症例21】めまい

元弦躋塾生からの紹介で患者さんが来院した。めまいの治療を続けているが、はっきりしないので、診てほしいと。私が治療する場合でも同様のことはよくある。詳しく聞いてみると単純ではなく、こころの問題であることが多い。

2年前からのめまいで、身体の特に後頭部がゆれるという、というから掉眩の掉に相当する。理学テストの結果は、ジャクソン（＋）、Lスパーリング（＋）R（−）、結滞（−）、ライト（−）、指擦音（＋）。顔を左に向けると気分が悪くなることがある。不眠、肩こり、便秘。やる気がない。

以上から左内耳の不調、頚性眩暈という二つの要因が考えられる。

脈は肝虚証。肺虚証でないのが幸いで、顔貌からみてうつの傾向が見受けられる。

治療は超旋刺でよいと考えられるが、良かれと思って刺入すると悪化する。

曲泉、陰谷、曲池、足三里、肝兪、腎兪、中脘、気海、顖会、風池、肩井、左翳風に超旋刺。左耳めまい点に皮内鍼保定。肩のマッサージはよいが、頚はひどくしないように注意する。

ありきたりの治療だが、元弦躋塾生のやりかたと変わるところはない。

そこで治療を続けるように伝えた。もし、治療成績に差が出るとすれば、微妙な刺鍼テクニックの結果だろう。さじ加減といえる。このへんは難しい、微妙である。

【症例22】不正出血

私院での婦人科不正出血の患者は珍しい。43歳、既婚、子供2人。先月3週間出血があった。止まったとおもったが、2週間を待たずして始まり2週間になる。他の症状としては片頭痛、頚肩こり、腰痛、左肩関節の運動障害。

脈は肝虚証、虚証タイプ。治療は中脘、気海、曲泉、陰谷、足三里、曲池、風池、肩井、腎兪、志室、跗陽に超旋刺。

2週間後、肝虚証。治療翌日は普通の出血、その後出血なし、の報告があった。何でしょうと聞かれた。ホルモンの異常によるのでしょうと話したが、腎（副腎）を狙った思惑がある。

【症例23】妊婦の治療

やがて出産の予定という妊婦さん。治療目的は？　肩こり、便秘、安産。すでにひとりの子供がいるので、これが二人目、私院での治療経験はある。

側臥で診察する。脈は肝虚証、左が右より強いので、男の子かな？　と予想した。画像診断の結果を確認すると、やはり男の子だった。これはかなり的中する。治療は勿論超旋刺で補う。風池、肩井、曲池、腎兪、志室、大腸兪、跗陽、曲泉、陰谷、公孫（瀉）、三陰交（5壮）。反対側も同じようにする。

翌朝電話、夜間出産、安産だったのでお礼をと、うれしそうな口調だった。

【症例24】首さがり症候群

頚頭が重くて挙がらない、後屈出来ない症例をみかけるようになった。「首さがり症候群」dropped head syndrome、なんとも奇妙な症候名、世の中進歩するといろんな病が増えてくる。頭をうしろに引っ張って姿勢を保つ筋肉、多いが主に頭板状筋、頭半棘筋、僧帽筋の異常による。**筋力の低下、過緊張**が原因だ。要するに加齢によるところが大きい。高齢者が増えると比例してこの症状も増えるに違いない。だから治療は筋力アップ、緊張緩和となる。はたして、鍼灸の適応はどうか。

連れ合いが1カ月前に亡くなった。子供はいない。心労あり、葬儀以来

頚の痛みと緊張がひどくなった。ＱＯＬの低下。病院で検査を受けたが異状なし。すべり症による腰痛があるが、以前からの症状、他に症状なし。

診察にかかる。頚をさわると硬い。緊張の形だ。動かしても動かない。結滞動作、ライトテスト正常、肩の関節は異状なく頚だけの問題、77歳の女性である。以上は座位で。

背臥…痛みで出来ない。左を上の側臥位…やっと出来る。数脈はないので発熱は除外される。側臥位でそっと頚部をさする。硬い。乳様筋をはじめみな筋張っている。局所の治療もさることながら、遠隔から攻めてみよう。左後渓、申脈に置鍼、奇経治療を試みた。背部を診ると心兪が硬い。

鍼灸。風池には超旋刺。しばらくして頸部をさわってみる、柔らかい、すじばりが軽くなっている。背臥を試みる。出来た!

脈診、肺虚証。太淵、太白、巨闕を補う。右を上の側臥位を試みる、すっといく、ほとんど痛みなし。右の後頸部も柔らかくなっている。右心兪治療。

座位へ。頚を触る、術前よりやわらかい。動かしてみる。かなり動く。肩井に鍼灸で終わる。まるでうそのようだと。案外数回の治療で完治出来そうだ。

と思ったが1週間後に来院したときは、また、かなり硬い。治療後2時間ほどはよかったが、また痛みだした。動かしてみる。かなり硬く動きにくい。脈は肝虚証。治療後は前回のようにはいかなかった。

年末まで90日間に7回治療。50%よい。治療直後頚は真っすぐになる。が、また自然とさがる。痛みや頚の運動もかなりよくなっている。治療間隔を短くすれば速く痛みがとれそうだが事情あり。日時はかかるが、見通しは明るい。

ところが、近く、頚の痛い患者が見えた。頚の痛みが主体、経過を見てみよう。92歳の女性。転倒して頚を傷めた。検査では骨折はない、が（頚が）痛い、痛い、痛いとつぶやきの連続。ベッドに上がって治療が終わり降りるまで絶えまない。本当か？　口ぐせでないの？　認知が少しありか？　看護する娘さんも持て余し気味、疑っている。前記の患者さんにも言えることだが、西洋医学的検査では異常はないが、本人は激痛を感じる。さぞ痛いでしょうねとねぎらわれるどころか、悪い処はないのだから、我慢をといわれると腹が立つ。激痛を経験した人で検査の結果異状なしと言われた経験のある人はよくわかる。舌咽神経痛などがそうだ。

脈は肝虚証、局所では風池、肩井、膏肓に反応があった。ケルニッヒ反応は陰性。10日後治療。その1週間後治療、このへんでは痛い、のコトバはでない。乳様筋の硬さに触ると痛いと。やっぱり痛かったんだ。結婚のきっかけはお見合い。熊本から来ましたばい、などと正常な受け答え、認知ではない。あと数回で治療が終わりそうだ。

【症例25】後鼻漏

副鼻腔炎で13年抗生物質を服薬した患者さん、医師のすすめで手術を受けた。結果、鼻から鼻汁は出なくなったが、口の奥にたまるようになり、かえってよくない。後鼻漏という。その状態が7年続いている、なんとかならないか。後鼻漏の治療は結構多い。

73歳女性。右急性腰痛、朝5時30分動作時激痛。右志室に圧痛があり、

1回の治療でよくなったが、実はというのが悩んでいる後鼻漏のことだ。それではとその治療を始める。脈は肝虚証。治療は次の通り。
迎香置鍼。上星灸、自宅でもすえる。これが標治法。曲泉、陰谷、足三里、手三里、風池、肩井、膏肓、肝兪、腎兪、飛揚。風池が少し硬い。月2回の間隔で治療を続ける。1年経過、自覚症状大変良い。11月上天柱を加える。

最初アレルギー体質で灸にかぶれるというので上星の灸だけにしたが、徐々に他のツボも8分灸を加えるようになり、かぶれる症状は出なくなっている。全く法則通りの単純な治療だが、いい成績が期待出来る。完治するのか。鼻汁は朝少し出るという。夜間に溜まったものの排出だから無理もない。手術を担当した医師は、なおりません、と宣言している。症状が消えたとき、何といわれるか。

［症例26］ 排尿痛

8年間頻尿と排尿痛に悩まされ、三つの病院で治療を受けた80歳の男性、1回の鍼治療ですっきりよくなった症例を紹介する。

主訴は30分毎の頻尿、排尿時下腹部から尿道にかけて不愉快な痛みがある。市内泌尿器科の3病院で検査してもらったが、異状なしとの診断だ。

睡眠、食欲、大便異常なし。体格良好。脈は肺虚証、何とかなるのではという予感があった。

治療は、まず中極に刺入5㎜ほど、少し回旋しながら雀啄を多めにする。太淵に超旋刺、これもやや長め20秒ほど。太白、三陰交、曲池、肺兪、脾兪、跗陽。次髎も硬結圧痛に雀啄をしばらく行う。電気探索器で探ると左耳膀胱点に反応、置鍼する。非常に簡単な治療で様子をみる。

1週間後2診。治療の夜はぐっすり眠った。翌朝はすっきり。排尿時の痛みはまったくない。排尿間隔も2時間に伸びた。夜間排尿は2回、興奮気味に話す。

何が効いたのか。中極と次髎が浮かぶがどうか。私の考えは二つのポイントがある。一つは肺虚証という脈証、膀胱や排尿と関係ないようだが、霊枢の経脈篇、手の太陰肺経の是動所生病の項に次の言葉が出てくる。「小便数而欠」この欠を古来「あくび」と解してきた。「欬・喘・掌中熱・風寒汗出・溺色変」などの文字がみえる。風邪の症状だ。あくびではなく、（小便が）欠乏、少ないと解したらどうか。風邪をひいたため小便の回数が多いがよく出ない、と解すると、膀胱尿道と肺経との関係はおおありとなる。そこで肺を補うために太淵の超旋刺、ピタリと的中したとみればいかがかな。古典の解釈にこだわることはない。

ポイントの二つ目。私はノジエの耳鍼法を多用する。時として驚くほどの効果をあらわす。曰くめまい、曰く泌尿器疾患。耳の図を見ていただきたいが、大腸、膀胱、前立腺のポイントは続いている。電探器で探るとピーという音が出る。これなら効果が期待出来る。指では探り難いが指頭を立てるよ

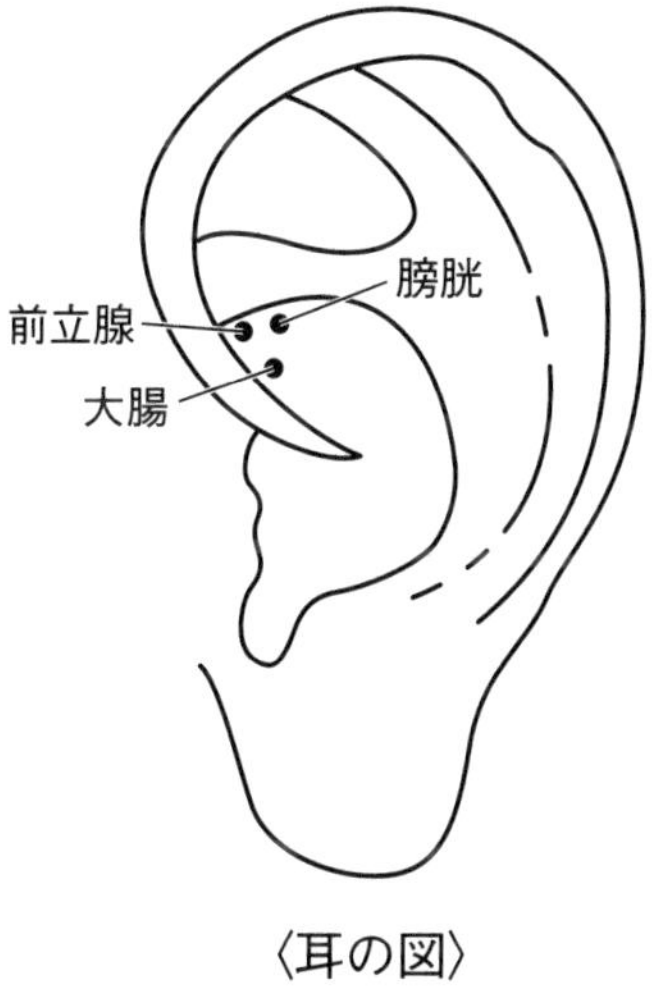

〈耳の図〉

うにして探ると湿った点を触れる、たまに小さな肬《いぼ》のような隆起がみつかる。これが大きいと癌の疑い、何例か経験しているので非科学的でもない。圧痛を感じることもある。ここは置鍼、5~10分。

今回の効果はこの2点に負うところがおおきい。なぜか。私の経験だ。

数十年前風邪のあと、どうも小便の出が悪い、気にすると何回もトイレへ、出ない、上記霊枢の通りだ。知り合いの病院で検査の結果、齢相応の前立腺肥大以外に悪くない。心配なら専門を紹介しましょうと、国立の泌尿器科で検査、痛い尿道の検査まで受けたが前の病院と同じ診断。気になると眠りがわるい。未明、うつらうつらしながら脈を診ると肺虚証、太淵に鍼を当てていると尿意を催す、行く、気持ちよく出た。そのあと耳に置鍼、ぶらぶらさせていた。一件落着、説明は不要だろう。読者の先生方も応用は簡単、脈証が肺虚証以外ではどうなるか。肝虚証の曲泉。腎虚証の復溜が考えられる。いい話。

と、ここまではグー。その後が良くない。ドイツから独訳「超旋刺と臨床のツボ」（原題：Der Weg zum wirksamen Punkt）が送られてきた。日本伝統鍼灸の英訳本は多いが独訳本は珍しい。嬉しくないはずがない。それらの歓びが重なるとどうなるか。不整脈、頻脈120、心房細動の再発か。内因（病の原因の一つ）には「喜び過ぎれば心を傷《いため》る」とある。よろこびで悪くなるはずはない、が常識だが、本当なんだ。よろこびもほどほどがよい。

【症例27】 顔面神経麻痺2例

顔面神経麻痺の原因は今はやりのコロナと同じウイルスが一番だという。麻痺は発病即鍼治療がよい。いくら名手でも、経過年数が長いと治らないとみてよい。半年以内に治療をはじめたい。

昭和46年生　48歳女　初診令和2年5月19日　看護師

発病は4月28日、21日前になる。左顔面神経麻痺、治り方を（治癒10）評価すると額2、閉眼2、口角5。末梢性とわかる。ベル麻痺兎眼。睡眠、食欲、大便正常。

肝虚証。治療は、膝が出し難いので太衝、曲池、肩井、肝兪、腎兪、飛揚、左翳風、中脘、気海。左耳めまい点皮内鍼保定。顔面部患側置鍼。2回目から曲泉、陰谷、足三里使用。週1回の治療を心掛ける。治療回数は多いほどよい。毎日なら理想的だが、私院の場合、予約で苦しむところ。

5月30日3回目　額6、閉眼5、口角8。

6月19日6回目　ゆっくり閉眼出来る。

8月12日12回目　額9、閉眼6、口角8。
10月27日19回目　閉眼可、かなり力が出る。額10、閉眼10、口角10。
12月28日23回目　月1回再発防止の治療を決める。
回数は少ないが、8カ月の治療経過はかなり長い。理想は1〜3カ月。
美人だけに兎眼は恐ろしくみえる。口の歪みは愛嬌があっていい、こともないか。

昭和41年生　54歳女　初診令和3年2月13日　無職
54歳の女性、失業後にパソコン受講を開始。左顔面神経麻痺、2月9日だから4日前になる。これは早い。6年前右ベル麻痺を患った。2回目とは珍しいが存在《あ》る。

睡眠、食欲、大便正常。左頚肩の痛み。ベル麻痺兎眼。耳の症状なし。顔面両頬部リンゴ少女のような赤味がある。うっ血だろう。額、閉眼、口角。

治療　曲泉、陰谷、足三里、中脘、気海、曲池、左翳風、風池、肩井、肝兪、腎兪、跗陽。

顔面部置鍼、右頬部にも置鍼した。抜鍼すると頬部発赤のツボから数滴の出血を見た。患側のほうが多い。絞るようにしてだした。これはいい徴候だ。
2月17日（おっつ、私の誕生日！　数えで90歳、関係ないか）2回目、少し閉眼よい。
2月26日　4回目　兎眼（−）。額8、閉眼、口角5。パソコン受講中。
3月8日　7回目　額10、閉眼10、口角9。治療の度に少なくはなるが頬部の出血がある。
3月12日　8回目　閉眼もう少し力が足りぬ。
1カ月でほとんど回復した。もともとひどくはなかったが、置鍼後の出血が効果的だったと思う。

前述の症例と比較すると同じ症状でも治り方にはさまざまあることが分かる。

【症例28】 顔の激痛

痛みのうちでも顔面部のそれは耐え難い。ひどいときは人が通る風圧で痛みを感じる。脳に近いのも理由の一つかもしれない。前回顔面部の治療に鍼は使用しない、灸だけでいく、あとは全体治療がよい、その一例を報告した。

今回はそれ以上の激痛患者に適用しての結果を報告する。

68歳の男、初診令和2年11月2日、4年前から右顔面部の激痛がある。三叉神経では第1枝、第2枝に当たるか。眉の外、上、鼻下などが特に痛む。側頭部に及ぶこともある。大きく開口、食事の時、触《さわ》るとき。すこしでも触れると、激しい痛みがくるので髭はよくそれない。

この患者が軽快すれば、自説の法則は適応する。睡眠、食欲、大小便異状なし。酒、たばこは痛みのため中止した。食事にも気をつけ肉魚油は取らない。特徴は施灸の痕が多いことだ。あまり多いので数えることをあきらめたが、１００カ所を降るまい。鍼灸師からおろしてもらって毎日自宅ですえている。いいツボもあるが、ツボ以外もある。基準がはっきりしない。「長期施灸で効果がみられないのだから、全部止めましょう。私の選んだツボだけすえてもらう、それが出来ないなら治療お断り。」と告げた。両方やれば、結果はどうあれ、どちらがどうなったかわからない。素直にすえるようになった。全体筋肉質、がっしりしている。既往症、胆嚢摘出、胃手術。

　脈は肝虚証、全体にやや硬い。胆、膀胱、大腸、三焦が実。側頸部では風池、乳様筋が硬い。この部分は念入りに刺鍼した。他は全体に治療。煩雑だが列記する。曲泉、復溜、足三里、太衝、曲池、合谷、風池、肩井、中脘、気海、膏肓、肝兪、脾兪、腎兪、跗陽。傍線は灸も。普段よりも多めの施灸点。自宅でも熱心にすえる。

顔面部は患者さんから痛むツボを触ってもらう。灸点鉛筆は痛いので柔らかマジックで印をつけ、八分灸各2壮すえる。劇的効果は期待出来ないだろうが、不安と期待と。奇跡が起きればいいが、難症に逢うたびに思う、愚人のせい。

初診から2週間後　2回目　少しよい。

初診から1カ月後　7回目　50%よい。髭なんとか剃れる。低気圧がこたえる。

初診から84日後　13回目　散髪なんとか出来る。短くする。

初診から155日後　20回目　80％よい。
初診から162日後　21回目　顔面の痛みなくなる。側頭部が少し。気分よくなる。90％よい。
初診から　169日後　22回目　95％よい。調子よいので治療間隔を1週間から2週間に伸ばすことにする。

見通しは明るくなった。「何が効いたと思いますか。」と尋ねると、「ここ。」と右肩井に指を当てた。私の感触では右側頚部、風池、乳様筋のこり。もう一つこれではと思えるのは脈診で陽経の実を治療したことだ。肝虚証だから陰経は肝腎。陽経の実は大腸、胃、三焦、小腸、胆、膀胱、あれ全部だ。治療日、実の陽経をえらんで瀉す。胆、膀胱、胃経のときが多い。

治癒と言えるまで、もう少し。この例がうまくいけば前回紹介した例とで2例になる。たった2例、だが希望は持てる。治療法は難しくない。試す価値はありそうです。

【症例29】目の痛み

往診時代、ちょろちょろしながら、じいちゃんの治療を見ていた男児が治療にみえた。定年前の58歳、年度末で仕事が忙しい。書類をみることが多く、右目がおかしくなった。痛みもある。眼科では麦粒腫があると。よくわからないほどの大きさだが目だけでなく全身の不調を訴える。かつては、眼病は肩こりが原因、〝のぼせ〟目といっていた。眼科医も肩こりが原因だから、鍼やマッサージをすすめたものだが、最近は言わなくなった。無関係と思っている。

方針は決まっている。

①証の決定、本治法。

②肩頚のこりをとる。

③目をねらって柳谷風池の刺入鍼。
④ものもらい（麦粒腫）へ二間の灸。

①は肝虚証　曲泉、陰谷の超旋刺。
②風池、肩井のこり。刺入５㎜ほどで肩井は筋肉が上下動する。鍼の愛好者だと垂涎の垂涎の呈、凝り感はすぐにとれる。
③柳谷風池へは側臥位で健側の目の方向を狙って刺入する。２㎝くらい。筋肉の硬いポイントに当たる。すかすかするときは抜鍼して再度刺鍼する。骨に当たれば鍼尖の方向を変える。しばらく置鍼する。灸もよい。
④澤田流の施灸法、よく効く。５〜10壮。

あとは曲池、足三里、中脘、気海、膏肓、肝兪、腎兪など硬結をみつけて刺鍼する。最後、右耳めまい点に皮内鍼保定。すっきりする。

今回は麦粒腫だが、結膜下出血、緑内障、加齢黄斑変性症などにも同じ方法でよい。

経過　1回の治療で胃腸の不快感だけ残る。

【症例30】諸気憤鬱病痿皆属肺金

諸風掉眩ハ皆肝木ニ属ス。素問のことばを劉完素は素問玄機病式で解説を加えている。内容すべて湯液による治療で鍼灸の手段はでてこない。しかし、その言葉から私はめまいの治療法を確立した。

少し寄り道をしてみますか。風氣がひどいときはめまいを感じる。何故か、風だから。肝木がつよくなると肺金が弱って相克の肝木を牽制出来ない。

原病式の他のことば、「諸氣憤鬱病痿ハ皆肺金に属ス」、これにも最近納得するようになった。憤鬱とは躁鬱病（双極性疾患）の事だろう。躁は鍼灸院の臨床では珍しいが鬱は多い。最近は特に多くなっている。例えば、コロナ鬱とか、術後うつとか。

術後鬱とは手術を受けたあと不眠、食欲不振などうつ症状が現れるものをいう。最近扱った例。加齢黄斑変性症の治療に眼科で眼球に注射をする。ルテインなど変性症に効くといわれるくすりの直接注入だ。最近多い。注射の翌日から鬱症状が出現、3カ月後から鍼灸治療をはじめ、68日後から改善が見られ、140日後食欲旺盛、はらふっくらとなる。病院では治療方法なし、心療内科を紹介しましょうという具合だった。

このような重症例になると鍼灸治療も緩和までに時間がかかるが、抑うつ状態だと早くに治る。そういう例が非常におおい。病院では、無視、自律神経のくすりなどで対応だが、はかばかしくない。

抑うつ状態の場合、肺虚証か脾虚証。肺虚証が多い。呼吸器の症状がない場合、鬱を疑う。体力があっても心情として面白くない事情があると推察して太淵に1分間ほど超旋刺を行う。快適となることが多い。咳など風邪症状がない場合、ストレスがありますか、やる気がありますか、疲れを感じることがないですか、などと聞いてみる。軽い鬱です、などと言わないほうがよい。

昭和49年生46歳女

令和3年3月26日　主訴　なんとなく全身わるい。脈診　肺虚証。睡眠、食欲、大便、やる気すべてよくない。病院では悪い処なし。いわゆる抑うつ状態とみる。軽いうつ、と言われたことがある。治療は刺さないを原則、超旋刺を使う。太淵、太白、中脘、気海、曲池、足三里、顖会、風池、肩井、膏肓、肺兪、脾兪、神道。これでやる気が出る、やり過ぎないように。身体が温まり気分よくなる。憤鬱ハ皆肺金に属ス。

【症例31】頚の痛み

左頚の痛み、ズキンズキン痛む。「痛い」と指さすところは肩井の上下。トイレの掃除が原因なのか急に痛みだした。触診する。C6、C7、TH1の骨際上下2㎝の間に圧痛がある。そっと触っても痛む。棘突起や棘間には圧痛がない。すこし熱感がある。頚部はさほどでない。背部左、膏肓、肺兪などに圧痛がある。過用による筋肉痛、僧帽筋の軽度炎症か。

脈証　肝虚証。

治療　曲泉、陰谷、曲池。側臥位で圧痛のある3カ所に置鍼。左後渓、中脈に置鍼。5分後、触ってみる。圧痛は減じている。1カ所皮内鍼保定。伏臥位で背部に散鍼。肩井。

　1回の治療で痛みは消えた。

もう1題は頚の痛み。頚椎由来の神経痛もひどいときは、上肢を挙げたままだったり、肘枕をしたり、見るほうもつらい。3年ぶり治療。47歳の男。左上肢が何年も痛い。理学テスト。結滞動作（－）、ライトテスト（－）、ジャクソンテスト（＋）、左スパーリングテスト（＋）、右（－）の結果から頚椎症による神経痛が疑われる。上肢のしびれを問うと前腕外側にあるというので、頚椎も下部の異常か。

奇経を応用した。脈は肝虚証。側臥位で左後溪、申脈に置鍼する。側臥位のまま、左天宗、左風池に刺鍼する。背臥位で検脈、腎が弱い。復溜に単刺。座位でテスト、陰性になっている。あっけなく寛解したので患者さん笑い出す。肩井、C7側、C6～7に鍼灸で終了。いつもすぐ治るからと言って1回の治療ですませることが多い。結果に興味があるので1週間後の予約を念押しした。1週間後、痛みなし、しびれは少しのこる。症状が残らなければ治療を終えてよいと伝える。

【症例32】熱いがめまいに効く

めまいはつらい症状だ。私自身が長年苦しんだ結果、考案して発表した治療法がかなり効く。いや相当効く。といっても症例が多くなるにつれて、切歯扼腕の例に遭遇することもある。

まず。私の挙げる治療法だが

①太敦の置鍼。

②顖会の置鍼。
③患側耳のめまい点の皮内鍼保定につきる。
これは素問〈玄機原病式〉にある「諸風掉眩皆属肝木」からめまいは肝経の異状と断定。次に井穴の主治症難経の「心下満を主《つかさど》る」とはめまいでむかむかする症状。この二つを重ねると太敦が浮かび上がる。使ってみると大当たり、うまくいけば1回で、多くは2～3回で片が付く。時に片が付かない例がある。大概は良性頭位眩暈症で、内耳の耳石に関係がある。これが石が移動するまで時間が必要、だから数週間から数カ月を要する。これが良性のものであり、治療に時間がかかること、不安がらないこと、あせら

ないことを患者さんに説明する必要がある。

最近行きつもどりつの患者さんを説得して太敦に自宅で灸療をすすめてみた。熱いので拒否されるかと思いきや、めまいになやむのを考えたらなんでもないと、実行する人が出てきた。結果は素晴らしいもので彼我ともにあかるい。

太敦灸療　両側太敦。糸状灸5壮。我慢出来ない時は途中で消してもよい。数日たつと我慢出来るようになる。あと瘡蓋(かさぶた)、灸瘡という、皮膚がかたくなってくる。こうなると熱くない。もっともめまいを起こす患者さんは几帳面、真面目な性質だから、我慢することにはなれている。

うってつけだ。流行りの台座灸や棒灸では効果はうすい。日本で使われてきた有痕灸がよい。

最近の症例。

69歳女　初診：2000年8月1日

主訴　めまい　嘔吐　いまは落ち着いている。メニエル病。指擦音（＋）ジャクソンテスト偽陽性。肝虚証　右耳皮内鍼保定。

経過　11月7日まで7回治療。令和3年1月25日から2月15日まで4回治療。時々めまいやふらつきが出る。

3月1日　説得して太敦に毎日施灸を指示。
3月23日　少しよい。
4月2日　めまいなし。体調たいへんよい。

71歳女　初診：2000年12月25日

主訴　めまい（メニエル）、抑うつ、高血圧、時々腹痛、呼吸器が弱い。
心肥大、弁膜症。腰痛、肩関節症。肺虚証　その後肝虚証

経過　3月12日まで8回治療。よかったり悪かったり。
3月26日　太敦灸療指示。
4月2日　大変よい。

77歳女

主訴 左難聴、めまい、耳鳴り、どうき、不安、足先痺れ疲れる。

脈 肺虚証

経過 3月5日 2回目 経過よい。

3月12日 3回目 肝虚証

3月26日 4回目

4月2日 5回目 調子よいが、太敦施灸希望。

【症例33】最近の治験例

71歳女　1カ月前左手根管症候群の手術を受ける。その後自発痛がある。夜間もそのために眠られない。手術痕は発赤、熱感。肝虚証。曲池の圧痛に30壮施灸、左大陵に皮内鍼保定。曲泉、陰谷。治療直後自発痛止まる。

【症例34】私の治療例

最後に、私への鍼灸治療例を挙げます。生来蒲柳の性質、この齢になりますと、全身これ悪いとなります。何時、何が起こってもおかしくない。はて、こんなことはあり得ない、何故だろうと考え、そうか加齢かですまされます。ですから、毎日の鍼治療はかかせません。昼には全身に灸をすえてもらいます。夜、特に就寝してからは、布団の中で鍼です。脈証に従っての刺鍼、腹部を中心の入念な治療、回盲部の痼疾が数十年続いています。身体やこころの状態がよくないと、もろに腹痛、下痢が来ます。症状が治まるまで、何時間も治療します。症状が治まりませんと翌日の臨床が出来ません。予約制、20人待っているのです。うれしいことですが、時に苦痛でもあります。

2月、突然左下腿外側の痛みで始まりました。間歇性で、ずきんとすると、アイタ！と声が出ます。夕食後、だんだん痛みがひどくなる。一番痛いツボは跗陽、次は飛揚です。脈証は肝虚証、曲泉、陰谷、足三里にも刺鍼。しばらくすると殿門の自発痛、大袈裟に言えばピストルの弾がはじくような。痛みを感じる中の治療は大変な労力です。殿門にながらく刺鍼していると、やっと鎮痛。側臥位のまま、大腸兪、殿頂も。夜間だが家人に施灸を依頼する。殿門は施灸には不適切、ひどい熱さを感じるのですが、何故か気持ちいい、かなり知覚麻痺があるとみえます。やがて、症状は治まり、翌日の臨床には間に合いました。腰曲がりによる坐骨神経痛だと思われましたが、翌日鍼治療を受けると、大腸兪に圧痛のあることが分かりました。普段、本治法だけですっと治るものが、そうはいかぬこともあるものです。標治法も心得ておかねばなりません。痛みは1回だけでした。

鍼灸治療銘々

毎日の臨床で迷ったときの指標です。

主証を決めて補瀉をすることが望ましい。出来ないときは記載した主証・取穴のままでよい。

1、頭痛

原因を見極めることが大切です。数脈は発熱、硬脈は動脈硬化・高血圧、沈細は抑うつを考えます。数脈では単刺。左右どちらかの上下肢麻痺が少しでも認められれば脳神経外科へ。

【主証】肝虚証

【取穴】置鍼：**大敦**、顖会、耳めまい点。めまい点は皮内鍼保定もよい。

単刺：**曲泉**、陰谷、曲池、風池、肩井、至陽

灸：顖会、曲池、足三里、肩井

2、目眩

耳性、頚性、その他の原因によるめまいには鍼はよく効く。良性頭位め

まいは回数を重ねて治療することが有効。患側を上にして側臥で頸の治療、健側はしない。
〔主証〕肝虚証　ふらふらは腎虚証
〔取穴〕頭痛と同じ。患側耳めまい点の皮内鍼保定。ひどい場合は顖会、大敦の家庭での灸療がよい。

3、抑うつ　疲労

抑うつ状態によく効く。うつでひどい場合は診療内科へ紹介がよい。置鍼、刺入鍼はよくない。**超旋刺**がよい。食欲、睡眠に注意する。

〔主証〕肺虚証　脾虚証
〔取穴〕**太淵**、**太白**、中脘、肺兪、脾兪、霊台、風池
灸：中脘、曲池、足三里、肺兪、霊台、失眠

4、顔面神経麻痺

〔主証〕肝虚証
〔取穴〕単刺：**曲泉**、陰谷、**曲池**、**足**三里、肩井、風池、飛揚　置鍼：
攅竹、陽白、四白、地倉、肝兪、腎兪
灸：曲池、足三里、翳風、肩井、肝兪。顔面部の灸各1壮もよい。

5、三叉神経痛

顔面部への刺鍼はしない。圧痛点への小灸3壮がよい。急性神経痛の場合、入浴、飲酒、局所按圧禁止は原則とする。

【主証】肝虚証

【取穴】**曲泉**、陰谷、肩井、風池、陽陵泉

灸：曲池、肩井、膏肓、風池

6、舌咽神経痛

口内から咽にかけての痛み、かなりひどい。病院の検査でも不明のこと

がある。詳しい問診が大切である。三焦経の病とみる。
〖主証〗肝虚証
〖取穴〗**曲泉**、陰谷、曲池、足三里、膏肓、肝兪、腎兪
置鍼：側臥位　**天牖**、**肩井**（浅刺雀啄で患部に響く）
灸：天牖、肩井（10壮）、曲池

7、顎関節症

〖取穴〗**下関**（置鍼、小灸、皮内鍼保定もよい）、肩井、肺兪
灸：肩井、肺兪、曲池

8、緑内障

〖主証〗肝虚証

〖取穴〗**曲泉**、陰谷、曲池、肩井

置鍼：**柳谷風池**（硬結に命中するまで。5～10㎜）。緑内障とは特別に関係が深い。

灸：曲池、柳谷風池、肩井、臂臑

9、眼筋麻痺

物が二つ見えるとか、ちらちらして見難いときは、開眼、目を左右に動かさせる。眼球の共同動作がうまくいかない時は動眼神経麻痺を疑う。基礎疾患に糖尿病があることが多い。脳神経外科の診断でも不可なことが多い。発病即鍼灸治療ではほとんどの場合で完治する。

【主証】肝虚証

【取穴】**曲泉**、陰谷、曲池、足三里、肩井、肝兪

置鍼：**柳谷風池**（緑内障に準ずる）。

灸：曲池、足三里、柳谷風池、肩井

※糖尿病では中脘、左梁門、脊柱、左脾兪の置鍼と施灸5壮を加える。

10、突発性難聴

治療は早いほど成績はよい。耳鳴りが残ることがある。治療が早ければ鍼灸は最適な治療法。

【主証】腎虚証

【取穴】**復溜**、尺沢、翳風、**天牖**、肩井、腎兪

置鍼：復溜、翳風、腎兪、耳めまい点

11、頚椎症：上腕神経痛

【主証】肺虚証、肝虚証

〔取穴〕**太淵**、太白、曲池、四瀆、風池、肩井、天宗、**C7側**
灸：曲池、風池、天宗（10壮）、C7側
頚のマッサージは禁止

12、肩凝り

原因を見極めることが大事。どの筋肉の凝りか
〔主証〕肺虚証　肝虚証
〔取穴〕**太淵**、太白、曲池、陽輔、肩井、膏肓、**缺盆**
灸：肩井、曲池、膏肓

※缺盆は斜角筋の硬結に刺入。ライトテスト陽性が多い。

13、肩関節症

関節炎、五十肩、ＲＡと区別する。

【主証】肺虚証

【取穴】**太淵**、前肩髃、天宗、肩貞、曲池

灸：右記に肺兪を加える。

刺入：**肩髃**は水平刺入5～10㎜、雀啄数回

14、肩鎖関節症

患者は肩や肩関節に痛みを感じるらしい。肩鎖関節の反應検索（反応をよく探り出すこと）が大事。

〖取穴〗**兪府**（硬結、圧痛、時に変形がある）、肺兪

15、棘上筋腱障害

外転障害、自力上肢挙上が出来ない。

刺鍼：**肩髃**から水平刺5～10㎜、雀啄数回。

16、喘息　咳

【主証】腎虚証　肺虚証

【取穴】**復溜**、尺沢、中府、中脘、巨闕、霊台、肺兪

灸：復溜、中府、中脘、霊台、腎兪

皮内鍼：反応の強い側**腋下点**に保定。

乳中寄りに出る。鍼尖を乳中に向ける。

17、扁桃炎

【主証】肺虚証

〔取穴〕**太淵**、魚際、太白、**少商**（点瀉）、風門
灸：澤田流尺沢、大椎（10壮）
※高熱でも可。取穴を少なく。

18、不整脈：心臓疾患

〔主証〕脾虚証
〔取穴〕**太白**、大陵、左心兪、**左天宗**、巨闕
灸：左心兪、左天宗、左内関、右公孫

19、肝臓疾患

〔主証〕肝虚証　脾虚証

〔取穴〕**曲泉**、陰谷、**中脘**、**右不容**、足三里、曲池、肝俞、腎俞、肩井

灸：中脘、右不容、太衝、肝俞

皮内鍼：右不容

20、膵炎

〔主証〕脾虚証

〔取穴〕**太白**、大陵、中脘、**左梁門**、脾俞、心俞、肩井

灸：足三里、中脘、左梁門、左内関、右公孫

21、糖尿病

ヘモグロビンＡ１-ｃの数値を参考にする。

〔主証〕腎虚証

〔取穴〕復溜、尺沢、中脘、**左梁門**、曲池、腎兪、**脊柱**、左脾兪

灸：中脘、左梁門、復溜、脊柱、左脾兪

22、逆流性胃炎

【主証】脾虚証

【取穴】**太白**、大陵、**中脘**、左梁門、**巨闕**、左上不容、足三里、膈兪、脾兪、左内関

灸：足三里、曲池、中脘、左梁門、膈兪、脾兪

23、吃逆

【主証】脾虚証

【取穴】**太白**、大陵、中脘、脾兪

灸：中脘、脾兪

24、下痢　腹痛

〔主証〕腎虚証（しぶり）　脾虚証

〔取穴〕**復溜（太白）**、腎兪（脾兪）、志室、石門、顖会、下虚巨

灸：志室、石門、復溜、顖会、下虚巨

25、腎臓疾患

〔主証〕腎虚証　脾虚証

【取穴】**復溜**、尺沢、石門、**腎兪**、志室、跗陽
灸：復溜、石門、失眠、志室、腎兪、次髎
※**失眠**は熱さを感じるまで。

26、尿管結石

証を決めて本治法で疝痛を治す。
脾虚証：**太白**（地機）
肝虚証：**大敦**（曲泉）
腎虚証：復溜

肺虚証：太淵
疝痛時外の取穴：復溜、陰谷、石門、腎兪（三焦兪）

27、前立腺

【主証】腎虚証
【取穴】**復溜**、尺沢、石門、**腎兪**（三焦兪）、次髎
灸：復溜、石門、腎兪、次髎

28、婦人科疾患

【主証】肝虚証

【取穴】**曲泉**、陰谷、石門、**三陰交**、腎兪、小腸兪、肩井、上天柱

灸：三陰交、石門、**志室**（台座灸3壮）、腎兪、肩井

29、小児疾患

鍉鍼または中国鍼3本を束ね、皮膚接触鍼。背部、腹部、四肢、頭部。

本治法1本は超旋刺。肝虚証では肩井または身柱に弾入鍼。

30、椎間板ヘルニア

※膀胱直腸障害、下肢運動障害の場合は整形外科に紹介。

【主証】肝虚証

【取穴】**曲泉**、陰谷、足三里、殿頂、**大腸兪**（刺入5～10㎜）、殷門、飛揚、跗陽

灸：足三里、大腸兪、殷門、飛揚、跗陽

31、腰痛

原因を見極める。

ギックリ腰（筋筋膜性）：腸骨点、上仙
寝腰（痛みで目覚める）：浅置鍼
朝のこわばり（起床時痛）：浅置鍼
高齢婦人腰曲がり：超旋刺
【主証】肝虚証
【取穴】曲泉、**跗陽**、腎兪、大腸兪（小腸兪）、**腸骨点**
灸：跗陽、大腸兪、腸骨点

32、脊柱管狭窄症

歩行時の痛みが主、麻痺症状があれば整形外科医と相談。

〔主証〕肝虚証

〔取穴〕**曲泉**、陰谷、足三里、**大腸兪**（刺入鍼）、殿頂、殷門、飛揚、跗陽

灸：足三里、大腸兪、飛揚、跗陽

33、大腿皮神経痛

〔主証〕肝虚証

〔取穴〕**伏兎**、曲泉、陰谷、環跳、腎兪
灸：**伏兎**、足三里、腎兪

34、下肢痙攣

〔主証〕肝虚証
〔取穴〕**環跳**（刺入5～10㎜雀啄）、陰谷、曲泉、足三里
灸：環跳、足三里、小野寺氏殿部圧診点

35、股関節症

パトリックテストを参考にする。

【主証】肝虚証

【取穴】曲泉、陰谷、**環跳**、**大転子上方の硬結**、小野寺氏点、居髎

灸：環跳、大転子上、足三里

36、膝関節症

【主証】肝虚証　脾虚証（腫脹）

【取穴】曲泉、陰谷（太白）、内・外膝眼、足三里、委中、中脘

灸：膝眼、足三里

37、リウマチ

【主証】脾虚証
【取穴】太白、大陵、中脘、石門、曲池、足三里、脾兪、心兪
灸：**肺兪**、**小腸兪**、足三里、曲池
※症状の出ている関節の治療。熱感、硬結、圧痛の程度で治療点を決める。

38、認知症予防

【主証】腎虚証

【取穴】**風池**（硬結があれば入念な刺鍼。予防最適のツボ）、肩井、曲池、足三里、復溜。

上級

やさしい経絡治療から、やや内部へとすすみました。これから先は沢山のテキストが出ていますので、自由に研究を進めることができます。折角ここまで来たのですから、頑張ってください。私も過去に3冊の出版を医道の日本社から出してもらっています。その中の『首藤傳明症例集』はおすすめ出来ます。最近、第三者の評価をえましたので、そのまま紹介します。参考になさってください。

『首藤傳明症例集』書評紹介

1. アメリカ　Daniel Maxwell 氏

Stephen Brown 氏による『FIFTY YEARS OF PRACTICE』への書評をブラウンさんが訳してくれました。The American Journal of Chinese Medicine の編集長によるものです。

以下に、ブラウン氏から送られてきた手紙を紹介します。

首藤先生

『首藤流、虎の巻』出版の進行状況をお知らせくださってありがとうございました。さて先日、イーストランド社のオカナー社長から先生の症例集の英語版の評論が送られてきました。

これはThe American Journal of Chinese Medicine中医学雑誌の編集長Daniel Maxwellが書いたものですが、非常に好意的で先生の業績を高く評価しています。最初の部分だけ対訳して送ります。これからも首藤流、首藤スピリットがヒシヒシと西洋の鍼灸界に浸透していくことでしょう。

ブラウン

In the introduction to the English language edition of this book, the author shares two maxims that have guided his life and work: 'Heart is above knowledge and skill' and 'Forget oneself and serve others'. This new text is very much testament to the author living up to these expressions, such is the sheer generosity of spirit with which he shares the hard-won wisdom of his five decades of study and clinical practice.

本書の英語版の序文で、著者は自身の人生と仕事を導いてきた2つの格言を紹介している。「心は知識や技術に勝る」「自分を忘れて人に尽くせ」である。この新しいテキストは、著者がこれらの言葉通りに生きていることを証明するものであり、50年にわたる研究と臨床実践から得た知恵を分かち合う、その寛大な精神が伝わってくる。

I am not a meridian therapy practitioner, although I have dabbled with Japanese approaches over many years, including learning *Shonishin* and utilising the root treatments of Meridian Therapy in clinic. The more I study the classic texts, the more I find the Japanese approach not only has great clinical utility, but is also eminently consistent with classical ideas about acupuncture. I have also devoured the author's previous book, *Introduction to Meridian Therapy*, to which in many ways this is the companion volume, further adding to the author's many English language publications, including articles in the *North American Journal of Oriental Medicine* and the book *Finding Effective Acupuncture Points*.

私は経絡治療を用いる治療家ではないが、長年にわたり日本の鍼灸に関心をもち、小児鍼を学び、経絡治療の本治法を臨床で利用したこともあります。古典を学べば学ぶほど、日本伝統鍼灸のアプローチは臨床的に非常に有用であるだけでなく、鍼灸に関する古典の記載とよく一致しています。また、私は著者の前著『経絡治療のすすめ』を熟読したが、本書は多くの点でその姉妹編となっている。さらに、北米東洋医学誌North American Journal of Oriental Medicineの論文や超旋刺と臨床のツボ『Finding Effective Acupuncture Points』など、著者の多くの英文著作も読んで参考にさせていただいている。

Stephen Brown

2. 日本　水嶋丈雄先生

長野県佐久市　ＮＰＯ法人　東洋医学研究所　水嶋クリニックの院長水嶋丈雄先生は大阪医大故兵頭正義教授を師匠とし、多くの鍼灸師の卒後教育に腐心、実績を残されている方です。近著に私の本を紹介していただけることになりました。転載許可をお願いしましたところ、下記の推薦文をいただきましたので紹介します。

『「鍼灸治療は調子がよいがくせになってね」とか「鍼灸治療直後は調子よかったがすぐに元にもどってしまった」という言葉をよく耳にしま

す。それは鍼灸治療での副交感神経の刺激が足りないのです。もちろん痛みをとるには交感神経の刺激が重要なのですが、それだけでは自律神経のリバウンドを起してしまうのです。鍼灸治療の真髄は副交感神経の刺激にあります。副交感神経の刺激とは経絡治療のことなのです。つまり経絡治療が鍼灸治療の基本であるということです。この本は経絡治療をわかりやすく解説しています。すべての鍼灸治療家の方にこの鍼灸治療の真髄を是非学んでいただきたいと思います』

終わりに

いかがでしたか、この読み物。経絡治療は言うほど難しくないことが理解出来たでしょう。やってみることです。ただし、それで満足しては凡夫です。針金一本で病を治そうとするわけですから、簡単ではないということはお分かりでしょう。「鍼灸は科学に基づいたアートである」。芸術であるならば毎日磨かねばなりません。興味を持って喜んで励んでください。技術を磨き、学問を深めることは大切です。終わりはありません。私は91

歳で毎日臨床と読書に励んでいます。先が見えているのに今更の考えもありますが、その日まで頑張るのが鍼灸師としての誇り、務めだと思っています。

最後に一言、こころを磨いてください。「学技の上にこころがある」、座右の銘です。最後まで読んでいただいてありがとうございました。

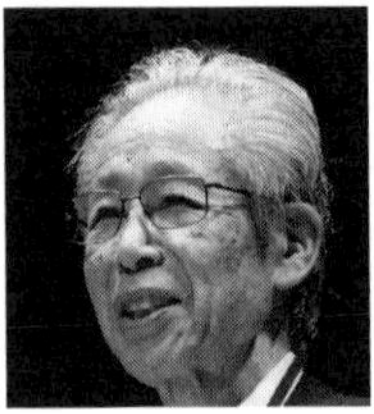

首藤 傳明（しゅとう・でんめい）
1932年生まれ
1959年開業
（社）大分県鍼灸師会会長8年、現顧問
日本伝統鍼灸学会会長9年、現相談役
間中賞の選考委員
弦躋塾《げんさいじゅく》塾長

やさしい鍼治療

—臨床70年。「効く」への道しるべ—

2024年1月10日　第1版第1刷発行
2024年4月25日　第1版第2刷発行

著　者　首藤傳明
発行者　戸部慎一郎
発行所　株式会社 医道の日本社
〒237-0068　神奈川県横須賀市追浜本町1-105
電話（046）865-2161　FAX（046）865-2707
https://www.idononippon.com/
ISBN978-4-7529-1430-3 C3047

印　刷　シナノ印刷株式会社　落丁・乱丁はお取り替えいたします